CONSIDÉRATIONS

SUR LES

CONTUSIONS DE L'ESTOMAC

PAR

M. LOUIS ROBERT

DOCTEUR EN MÉDECINE

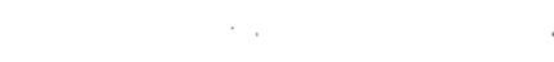

LYON
IMPRIMERIE DE LA PROVINCE
L. DUC & F. DEMAISON
Editeurs de l'Académie des Lettres de la Province
101, Grande rue de la Guillotière, 101

1882

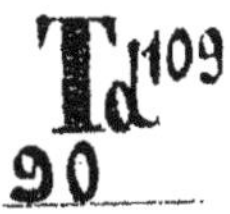

CONSIDÉRATIONS

SUR LES

CONTUSIONS DE L'ESTOMAC

LYON. — IMPRIMERIE DE LA PROVINCE

CONSIDÉRATIONS

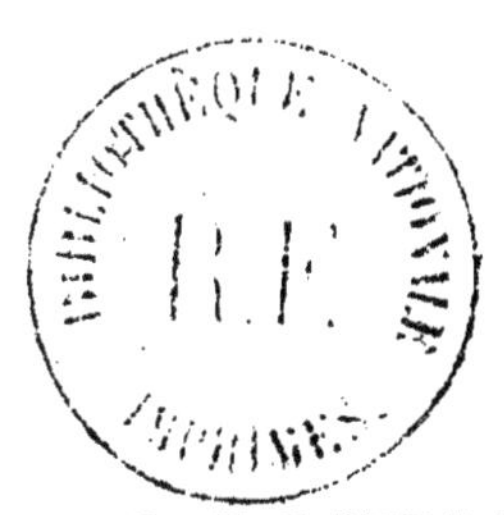

SUR LES

CONTUSIONS DE L'ESTOMAC

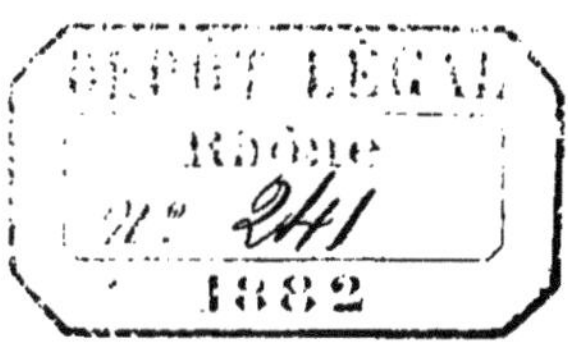

PAR

M. LOUIS ROBERT

DOCTEUR EN MÉDECINE

LYON
IMPRIMERIE DE LA PROVINCE
L. DUC & F. DEMAISON
Editeurs de l'Académie des Lettres de la Province
101, Grande rue de la Guillotière, 101

1882

INTRODUCTION

En donnant à notre travail pour titre : *Considérations sur les contusions de l'estomac*, nous avons voulu parler de quelques complications qui succèdent au traumatisme stomacal, complications rappelant l'ulcère simple de l'estomac et sur lesquelles, jusqu'à présent, les auteurs ne se sont pas appesantis.

Les contusions de la paroi abdominale sont fréquentes et il se passe peu de jours que l'on n'ait l'occasion d'en observer quelques cas dans les hôpitaux. Cependant, soit que le peu de gravité apparent de l'accident ait empêché l'attention de s'y arrêter, soit que l'occasion de suivre ou d'observer commodément les malades ait manqué, l'historique est très pauvre en documents à ce sujet et, à part quelques rares observations éparses dans les différents recueils, les classiques ne nous donnent que peu ou point de renseignements à cet égard.

C'est d'ailleurs l'opinion qu'émet, dans une publication récente, M. le professeur Duplay, chirurgien en chef de Lariboisière (Arch. génér. de Médecine 1881, vol. 2, pag. 339), lorsqu'il commence son travail par ces mots : « Les effets de la contusion de l'estomac sont « peu connus ou du moins l'attention des observateurs « ne paraît pas avoir été attirée d'une façon particulière « sur certains accidents immédiats ou consécutifs qui « peuvent succéder à ce genre de traumatisme. »

En effet, au point de vue historique, nous pouvons dire que c'est au professeur Potain (1) que revient l'honneur d'avoir fait connaître, en 1856, le traumatisme comme cause possible de l'ulcère de l'estomac, dans une observation détaillée que nous relatons plus loin.

Auparavant, Vidal de Cassis, Valleix, Boyer, Nélaton, Poland en Angleterre, s'étaient occupés des contusions de l'estomac ; mais tous avaient en vue les plaies et les ruptures de cet organe.

(1) Bulletin de la Société anat. 1856, 31e année, 2e série, tome I, pages 385-89.)

Depuis l'observation de M. Potain, cette idée d'ulcère traumatique a été reprise par différents auteurs. Luton la mentionnait en 1858 dans un rapport à la Société médicale d'observation de Paris. Caubet, en 1870, dans sa thèse inaugurale (1) (*Contribution à l'histoire de l'hématémèse, considérée au point de vue étiologique*), émettant d'une façon générale l'opinion qui consiste à considérer certains ulcères simples, comme le résultat du traumatisme de la région épigastrique, disait : « La contusion peut produire le même résultat en « étant le point de départ d'un ulcère qui donnera lieu « à des hémorrhagies successives. » Enfin, plus récemment encore, nous arrivons à la thèse de M. Derouet en 1879, thèse qui a pour titre : *Etude sur l'ulcère simple de l'estomac, d'origine traumatique*, et dans laquelle il examine longuement ce genre de cause.

Sans nous restreindre absolument à l'étude de l'ulcère traumatique, nous avons voulu, en reprenant ce sujet et en négligeant strictement les cas dans lesquels il y a rupture totale de l'estomac, montrer que les résultats des contusions de cet organe pouvaient présenter différents degrés allant depuis la simple érosion de la muqueuse, suivie d'une guérison rapide, jusqu'à la perforation, conséquence d'un ulcère consécutif à la déchirure et présentant des caractères cliniques bien tranchés. Nous avons pensé qu'il y aurait un certain intérêt à réunir dans une même monographie tout ce que nous pourrions trouver dans les livres concernant le sujet, et c'est en grande partie à l'aide d'observations recueillies un peu partout, que nous avons tenté de traiter cette question des contusions de l'estomac au point de vue particulier de certaines complications qu'elles peuvent présenter.

A M. Duplay, nous avons emprunté trois observations d'ulcères consécutifs à un traumatisme. La première en date a été recueillie par M. Levrat, professeur agrégé à la Faculté de médecine de Lyon, dans le service de M. Cruveilhier, chirurgien de la maison de santé de Paris. Les deux autres observations, proviennent du service de M. Duplay et, sur celles-ci, M. Levrat qui était alors interne de ce chirurgien, a pu nous donner quelques renseignements.

Nos autres observations sont dues à Trousseau, Pinel, Potain et enfin à M. Derouet, dans la thèse de qui nous avons choisi les cas qui paraissaient le mieux convenir à notre sujet. Nous y ajouterons un cas que nous avons personnellement observé dans le service de M. le professeur Ollier, alors suppléé par M. Levrat.

N'ayant pas eu l'occasion de pratiquer l'autopsie de

malades atteints de cette affection, nous avons cru devoir suppléer à ce manque de matériaux par quelques expériences, tant personnelles qu'empruntées aux auteurs, expériences destinées à expliquer le mécanisme de la lésion et à élucider quelques points obscurs de l'anatomie pathologique.

Enfin, du groupement de ces faits, nous tâcherons de tirer quelques conclusions au point de vue des différents degrés et de la marche des accidents.

En terminant ces considérations préliminaires, nous prions M. le professeur agrégé Levrat, qui nous a suggéré l'idée de notre thèse et dont les excellents conseils sont venus en aide à notre inexpérience, de vouloir bien agréer, à titre de reconnaissance, l'hommage de notre modeste travail.

Que M. le docteur Augagneur, chef de clinique à la Faculté de Lyon, veuille bien aussi recevoir publiquement nos plus sincères remerciements.

Qu'il nous soit permis de remercier enfin M. le professeur Ollier de l'honneur qu'il a bien voulu nous faire en acceptant la présidence de notre thèse.

DIVISION DU SUJET

Nous avons divisé notre sujet ainsi qu'il suit :

PREMIER CHAPITRE

Etiologie. Observations. Symptomatologie.

DEUXIÈME CHAPITRE

Anatomie pathologique et pathogénie; diagnostic et pronostic.

TROISIÈME CHAPITRE

Traitement et conclusions.

CHAPITRE PREMIER

ÉTIOLOGIE

Les causes capables de produire les contusions de l'estomac, suivies d'hématémèses et parfois de lésions ulcéreuses, sont très nombreuses. Néanmoins elles peuvent être ramenées à différents types.

La contusion est déterminée par un agent extérieur animé d'une force et d'une vitesse variables, ce qui permettra de subdiviser les différents cas, suivant que le corps vulnérant agira par *pression* ou par *choc*.

1° En effet, en consultant les observations que nous mentionnons plus loin, nous voyons les causes provenant de l'agent vulnérant agir tantôt par une contusion soutenue et violente, telle que le passage d'une roue de voiture sur l'abdomen et déterminer ainsi par une pression puissante des délabrements plus ou moins considérables ; tantôt au contraire agir brusquement, fortement, instantanément, en déterminant un *choc* violent et intervenir alors sous forme d'un coup de pied de cheval, par exemple, ou d'un coup de corne, coup de bâton, coup de timon de voiture au niveau de l'estomac. On peut aussi ajouter à ce genre de causes, les cas rares qui sont relatés dans les mémoires de quelques chirurgiens militaires, où l'agent vulnérant a été un projectile de guerre, boulets, éclats d'obus, biscaïens, corps étrangers tels que pierres, éclats de bois dont le choc a déterminé des hématémèses, en se bornant toutefois à une contusion de la région épigastrique.

2 Enfin le corps humain dans une chute peut venir frapper un corps dur, d'ailleurs quelconque, le sol, l'angle d'une table, etc.; le cas de notre Observation VIII nous en offre un exemple. Ici il n'y a plus, comme précédemment *pression* ou *choc* et ce n'est plus la région abdominale qui est percutée, mais bien elle qui percute le corps contondant, en jouant alors un rôle actif.

M. Derouet dans sa thèse, après Devergie et Jaccoud, admet des contusions qu'il appelle par *contre-coup ;* nous lui laissons la parole : « Dans les grandes chutes, quel « que soit le point du corps qui frappe le sol, il y a « retentissement dans tous les organes. Les plus volu- « mineux, les moins bien fixés, sont ceux qui reçoivent « les secousses les plus violentes ; le foie est surtout « dans ce cas. » M. Derouet qui dans cette phrase ne cite que le foie et non l'estomac, s'appuie sur un fait de Devergie où l'estomac lui-même aurait été lésé par une cause indirecte. En examinant cette observation, nous y relevons la phrase suivante : « On ignore comment la « chute a eu lieu, si c'est sur la tête ou sur les pieds. » Cette absence de précision dans l'étiologie du fait est évidemment fâcheuse, puisqu'il s'agirait surtout de prouver qu'il n'y a pas eu de choc direct. Sans vouloir donc être trop absolu, nous nous permettrons de révoquer en doute les contusions de l'estomac dites par *contre-coup*.

On voit d'après les quelques causes que nous venons de signaler, que celles-ci peuvent varier à l'infini et il est inutile, croyons-nous, d'en énumérer davantage. Aussi nous allons passer immédiatement aux causes qui se rattachent à un second type et examiner celles qui favorisent l'action du traumatisme. Nous ne pourrons guère les séparer du mécanisme de la lésion. Ces causes, que nous pourrions appeler *prédisposantes*, vis-à-vis des précédentes que nous appellerions *efficientes* varient ou plutôt dépendent de l'état de *vacuité*, de *réplétion* ou d'un état *pathologique* de l'estomac.

I

Prenons le blessé au moment où il est le plus loin possible de son dernier repas, alors que son estomac est complètement vide. Il est aisé de voir au premier coup-d'œil, qu'il faudra une force contondante excessivement forte pour atteindre le viscère. En effet examinons les rapports de cet organe alors qu'il est vide, et voyons s'il peut être facilement lésé par une cause extérieure.

Nous empruntons aux auteurs classiques ce qui suit sur les rapports anatomiques de l'estomac à jeun, rapports auxquels le chirurgien L. Labbé a donné une grande précision au point de vue opératoire. On le trouve, disent les auteurs, enfoncé au-dessous et en arrière du diaphragme et caché ou recouvert par le lobe gauche du foie, le côlon transverse qui remonte jusqu'au diaphragme, une portion du grand épiploon et le lobe supérieur de la rate. Les deux faces du viscère s'appliquent l'une à l'autre et se dirigent presque verticalement en bas ; par suite de la tonicité de sa tunique musculeuse, il se retire derrière le foie et les côtes, sa petite courbure se trouve située à trois ou quatre centimètres au-dessous du sommet du sternum. Dans ces conditions, il présente une face postérieure en rapport surtout avec le pancréas et la fin du duodénum et une face antérieure qui se dissimule en haut, laissant ainsi peu de prise à l'action des agents contondants. Si ceux-ci viennent à se faire sentir, il est très probable que l'action du traumatisme portera sur un organe autre que l'estomac et lèsera soit le foie, soit le pancréas, soit la rate ou l'intestin. Et cette immunité relative de l'estomac sera encore favorisée par sa mobilité qui lui permettra de fuir et de se dérober à l'action de ces mêmes agents. Il ne faut pas cependant induire, de ce que nous venons de dire, qu'à l'état de vacuité l'estomac soit à l'abri de toutes lésions traumatiques, loin de nous cette pensée ; mais il est absolument nécessaire que la force contondante agisse avec une grande puissance et qu'il y ait percussion violente, l'estomac étant pris entre la paroi abdominale et la colonne vertébrale. Cependant, cette dernière condition, à notre avis, a une moins grande valeur lorsque l'estomac est vide que lorsqu'il est dilaté par les aliments et les gaz ; aussi nous nous proposons d'y revenir lorsque nous traiterons ce point de la question.

Cette mobilité de l'organe, dont nous avons parlé plus haut qui permet à l'estomac d'éluder l'action du corps contondant, a aussi sa limite et se trouve à peu près annulée lorsque les parois abdominales se contractent. Quand cette condition se présente, l'estomac est lésé par une véritable contusion directe : il reçoit directement le choc.

Mais toutes ces considérations seront bien différentes si au lieu d'examiner l'estomac vide, nous le prenons au moment où il est distendu, soit par les aliments, soit par les gaz.

II

Examinons, en effet, un individu immédiatement après un repas copieux, alors que son estomac est dilaté par les aliments. La forme et les rapports de cet organe seront complètement changés et présenteront beaucoup plus de prises au traumatisme. En effet, la face antérieure est soulevée et devient presque supérieure, tandis que la grande courbure, dédoublant le feuillet antérieur du grand épiploon, devient presque antérieure sans cesser toutefois d'atteindre jusqu'à l'ombilic ; de plus, au niveau de la région épigastrique la paroi abdominale est poussée en avant et éprouve une distension qui lui fait faire une saillie plus considérable. La conséquence de cette distension de l'estomac est de le rendre beaucoup plus accessible aux violences extérieures. A cette distension il faut joindre sa position superficielle et l'étendue considérable qu'il occupe dans la cavité abdominale. Il est évident, en effet, que lorsqu'un corps contondant vient appliquer la paroi antérieure contre la paroi postérieure de l'abdomen, les viscères interposés entre les deux parois, doivent subir les atteintes de la contusion, et cela d'autant plus aisément que le coup sera plus violent et les organes membraneux pleins ; même dans cette condition, la contusion peut aller jusqu'à la rupture. Mais ici, plus qu'à l'état de vacuité, interviennent les parois abdominales, et nous allons étudier leur rôle suivant qu'elles sont dans la détente ou la contraction.

Quelques auteurs ont pensé qu'à l'état de détente elles favorisaient le traumatisme des organes internes en se laissant facilement déprimer et en fuyant jusqu'à la colonne vertébrale, au devant du corps contondant ; les organes se trouvaient ainsi écrasés entre deux plans résistants. Au contraire, à l'état de contraction, elles opposaient, à leur avis, aux chocs externes, une barrière contre laquelle ils épuisaient, le plus souvent, leur action.

Cet avis n'est pas le nôtre et nous partageons entièrement la manière de voir du docteur Chauveau (1), qui s'exprime ainsi, dans sa thèse inaugurale (1869, tom. III) : « Il est incontestable que la capacité de l'ab-
« domen se trouve amoindrie pendant la contraction
« de ses muscles ; c'est là tout le mécanisme de la dé-
« fécation.

(1) Thèse, Paris 1869. (Lésions traumatiques du tube digestif sans solution de continuité des parois abdominales).

« De cet amoindrissement il résulte que la *masse intes-*
« *tinale* comprimée, presque immobilisée, comme entre
« deux larges mains, ne peut plus éluder l'action des
« causes traumatiques, et elle sera appliquée contre le
« plan postérieur de l'abdomen, d'autant plus énergi-
« quement que la contraction sera plus prononcée. En
« cet état, nous croyons qu'en dépit de la rigidité de la
« paroi, les organes digestifs sont éminemment vulné-
« rables.

« Que si maintenant nous considérons cette même
« paroi dans le relâchement, nous constatons l'amplia-
« tion relative de la cavité abdominale ; donc, l'*intestin*
« plus libre dans une enceinte plus vaste, échappera
« facilement aux violences extérieures. »

Ce que Chauveau dit de l'intestin peut très bien s'appliquer à l'estomac et nous permettre de comprendre le mécanisme des lésions que produit la contusion, lorsque l'estomac est distendu.

Mécanisme. — Si la paroi antérieure de l'abdomen est résistante lorsque les muscles sont contractés, la paroi postérieure l'est bien davantage, formée qu'elle est par la colonne vertébrale, au milieu et par des muscles épais et forts sur les côtés. Les chocs extérieurs rencontrent sur cette paroi un point d'appui constant, dans la colonne vertébrale elle-même et dans les muscles profonds de la région, notamment dans les muscles carrés, à fibres très courtes et très denses qui vont de la dernière côte à la crête iliaque. Si donc, au moment du choc, la paroi abdominale est contractée, l'estomac sera fixé : la paroi stomacale antérieure sera directement comprimée entre l'agent vulnérant et les matières contenues dans la cavité du viscère, tandis que la paroi stomacale postérieure sera prise entre les matières contenues et le plan postérieur, c'est-à-dire, la colonne vertébrale. — Ici il n'est pas inutile de nous arrêter sur la qualité du contenu de l'estomac qui, suivant ses propriétés physiques différentes, modifiera l'action de la contusion.

Si, par exemple, l'estomac est entièrement rempli d'eau, ce liquide étant incompressible, toute pression exercée sur un point de la paroi stomacale se transmettra intégralement et dans tous les sens ; de sorte que, s'il y avait rupture, ce serait dans ce cas une sorte d'éclatement. S'il existe au contraire un mélange de liquides, de solides et de gaz, la compressibilité des gaz permettra à la paroi stomacale de fuir d'abord, pendant un moment, le corps vulnérant ; puis, tout-à-coup, cette paroi refoulée viendra se heurter contre les matières incluses et se contendre contre elles.

En résumé, nous dirons que les lésions se produiront d'autant plus aisément que l'estomac sera plus distendu, d'autant plus aisément encore, que les matières contenues seront plus solides et plus résistantes ; de plus, la présence de gaz en même temps que de matières liquides et solides, nous paraît encore favorable à la rupture. Plus la force vulnérante sera grande, plus les lésions dépasseront les limites de la contusion et l'on pourra observer ces ruptures d'une gravité extrême qui entraînent à leur suite des épanchements dans la cavité péritonéale, et comme conséquence une péritonite suraigüe.

III

Nous avons maintenant à étudier un dernier ordre de causes prédisposantes, auxquelles nous avons donné le nom de *pathologiques* parce qu'elles précèdent le traumatisme et en facilitent l'action. Nous voulons parler des principales affections stomacales qui peuvent modifier les tuniques de l'estomac en les rendant plus friables, moins résistantes. Il est inutile, nous croyons, d'y insister beaucoup ; car, il n'est pas contestable que tous ces états morbides, gastrite chronique, ulcère chronique, cancer sous ses diverses formes, ne viennent puissamment en aide au traumatisme, en présentant à l'action des corps contondants, des membranes détériorées par la maladie. On a même vu (Dupuy, *Journal de la Gironde, 1858*) des ruptures produites à la suite de mouvements violents, par exemple une rupture du duodénum à la suite d'un violent accès de colère, l'estomac étant rempli d'aliments.

L'alcoolisme ne pourrait-il pas avoir aussi une influence certaine sur la production des accidents consécutifs au traumatisme stomacal? M. Leudet, en effet, dans un mémoire sur l'ulcère simple de l'estomac, consécutif à l'abus des boissons alcooliques (*Gaz. gén. de Médecine et de Chirurgie*, année 1868, page 661), montre l'influence de l'alcool sur le développement de l'ulcère simple. D'après lui, l'ulcère peut se développer à la suite d'un énorme excès de boissons alcooliques. Ne pourrait-on pas penser, en face d'un estomac prédisposé comme celui d'un alcoolique, à l'ulcère, que cette lésion succèdera plus facilement que chez un individu sain, à un traumatisme de la région épigastrique ? Ceci est une simple idée que nous émettons.

L'alcool, dans tous les cas, n'agirait qu'en modifiant anatomiquement la muqueuse. Les observations que nous avons recueillies, ne nous ont pas paru incriminer plus spécialement l'influence de l'alcool puisque, dans certains cas, nous trouvons des femmes, dans d'autres, des enfants.

OBSERVATIONS

Nous allons consigner dans ce chapitre toutes nos observations par ordre d'ancienneté ; nous les ferons suivre de quelques réflexions qui nous permettront d'en dégager plus facilement la symptomatologie.

OBSERVATION I

(*Pinel. Dict. des sc. méd. tom. XX, page 98*).

Madame B..., agée de 32 ans, d'un tempérament nerveux, jouissant d'une assez bonne santé, en proie à de vifs chagrins, reçut un coup dans la région épigastrique ce qui, joint à une affection triste de l'âme, rendit sa santé chancelante. Plus de trois ans après elle reçut sur la même partie un nouveau coup plus violent que le premier ; évanouissement de quelques minutes, douleur obtuse et profonde dans l'estomac, irrégularité du flux menstruel, douleur en toussant, vomissements spontanés mêlés de beaucoup de sang et de crachats sanguinolents. Il fut bientôt impossible de faire garder à la malade aucun aliment solide ou liquide et pendant un mois elle ne prit qu'une petite quantité d'eau aromatisée avec l'eau de fleur d'oranger ; son aspect était très affligeant, figure triste, maigre, yeux languissants, région épigastrique gonflée et extrêmement douloureuse au toucher ; expectoration et vomissement de sang ; douleur obtuse continue dans l'abdomen, la poitrine. Tour à tour application de sangsues, ventouses, vésicatoires, épithèmes opiacés, bains chauds. Tous les médicaments administrés à l'intérieur étaient aussitôt rejetés. Plusieurs lavements de bouillon par jour. La malade fatiguée de l'emploi inutile de tous ces moyens fut abandonnée à la natare et à l'heureuse influence de la belle saison, et peu de temps après elle paraissait rétablie.

RÉFLEXIONS. — En lisant cette observation ne peut-on pas se demander si l'on n'a pas eu affaire à une femme dont l'estomac à la suite d'une première contusion aura présenté des symptômes gastriques chroniques ayant facilité l'explosion de tous les accidents graves qui sont survenus lorsque longtemps après elle aura reçu un nouveau coup dans la même région ? Ces symptômes d'ailleurs se sont amendés et la guérison a été néanmoins rapide. Il y a eu ici une succession de phénomènes morbides rappelant ceux de l'ulcère simple quoique ayant une terminaison heureuse.

OBSERVATION II

(*Potain. Bulletin de la société anatomique de Paris 1856, 32me année, 2me série. Tom. I. pages 385 et 389, sous la rubrique : ulcère de l'estomac, violence extérieure*).

La nommée Lognon (Marie-Rose), âgée de 60 ans, cuisinière, d'une assez forte constitution, était depuis son enfance d'une très bonne santé habituelle. Elle n'avait jamais connu dans sa famille personne qui fût atteint de maladies d'estomac ou d'affections cancéreuses. Elle-même n'avait jamais éprouvé aucun trouble sérieux du côté des voies digestives, lorsqu'il y a huit ans elle reçut à la région épigastrique une contusion qui devint le point de départ de tous les accidents qu'elle éprouve aujourd'hui. Tandis quelle aidait à charger sur une voiture un meuble fort pesant, ce meuble échappant des mains de ceux qui le portaient, vint la heurter violemment à la région épigastrique. Elle ressentit au moment même une douleur des plus vives et une extrême faiblesse ; les jours suivants elle ne cessa d'éprouver un malaise extrême avec une pesanteur insupportable à la région épigastrique et un défaut complet d'appétit ; cependant elle ne s'alita pas. Trois jours après seulement, elle eut une syncope subite et vomit une grande quantité de caillots noirâtres. Depuis lors elle n'a jamais cessé de vomir chaque jour et après chaque repas la plus grande partie des aliments et des boissons qu'elle avait pris. Les vomissements survenaient souvent peu de temps, parfois plusieurs heures après qu'elle avait mangé. Jamais dans l'intervalle des repas elle ne vomissait de glaires ; elle n'avait pas non plus de régurgitations acides. Elle éprouvait à la région épigastrique une douleur persistante, tantôt plus, tantôt moins vive, ordinairement supportable néanmoins, et qui avait le caractère d'une brûlure. Elle conservait encore de l'appétit et assez de forces pour continuer son métier de cuisinière. Elle était habituellement constipée ; mais ses garde-robes, disait-elle, ne présentaient aucune coloration anormale. Depuis sa première hématémèse elle n'avait jamais vomi de sang et huit jours seulement avant son entrée à l'hôpital, une matière noirâtre se trouva mélangée aux matières vomies. Depuis lors aussi les douleurs étant devenues plus vives, la malade vint demander des soins à l'hôpital de la Charité où elle entra le 14 juillet 1856, dans le service de M. Bernard (suppléant M. Andral). Les seuls moyens de traitement mis en usage jusque-là avaient été du sous-nitrate de bismuth et des opiacés qui n'avaient pas sensiblement modifié son état. Elle s'était trouvée mieux du régime du lait et de bouillon auquel elle avait été soumise pendant quelque temps et qui avait rendu les vomissements un peu moins fréquents, mais dans lequel elle n'avait pas persévéré.

Je vis la malade le 15 juillet, lendemain de son entrée à l'hôpital et je constatai chez elle les symptômes suivants :

Quoiqu'elle eût un peu maigri, à ce qu'elle assure, elle ne présentait cependant pas d'émaciation, ni surtout l'apparence cachectique. La peau n'avait nulle teinte jaunâtre, les joues étaient rosées; il n'y avait ni chaleur fébrile, ni transpiration. La malade se tenait assise dans le lit, le corps courbé en avant, les traits contractés et se plaignait d'une vive douleur à l'estomac et de nausées extrêmement pénibles. La douleur qu'elle accusait était une douleur brûlante, sans élancements, sans sensations de piqûres. La langue était humide et rosée, l'appétit nul, la soif vive, tellement que depuis la veille la malade avait bu quatre ou cinq litres de tisane.

Elle vomissait encore de temps en temps et ses vomissements étaient mélangés d'une matière noirâtre, ressemblant parfaitement à de la suie délayée. Le ventre, médiocrement développé, était tellement douloureux qu'il était impossible de le palper au moins dans la région épigastrique. La malade accusait une douleur vive vers le bas de la région dorsale; mais son état de vive souffrance et d'anxiété ne permettait pas de constater exactement la situation, l'étendue de ce point douloureux.

Tous les autres appareils parurent dans un état d'intégrité parfaite.

Les jours suivants, sous l'influence de la glace, de l'eau de Seltz, le sous-nitrate de bismuth et le régime lacté, les vomissements de la malade diminuèrent et son état s'améliora un peu. Elle demeura même trois jours sans vomir, ce qui n'était jamais arrivé depuis huit ans. Mais ensuite les accidents reprirent leur cours et la malade succomba le 22 juillet, huit jours après son entrée à l'hôpital. Pendant les quelques jours d'amélioration, le ventre était devenu beaucoup moins douloureux, on avait pu pratiquer la palpation et l'on avait senti à l'épigastre une résistance et une dureté exagérées qui semblaient devoir faire craindre une induration cancéreuse de l'estomac. Cependant, la nature des douleurs, l'amélioration procurée à différentes reprises par le régime, l'absence de toute prédisposition héréditaire et cancéreuse, malgré la longue durée de la maladie me firent penser qu'il ne s'agissait que d'un ulcère simple de l'estomac ayant peut-être pris son origine dans une lésion traumatique occasionnée par la contusion dont il a été question.

Autopsie. — A l'autopsie on trouva l'estomac divisé en deux parties à peu près égales et toutes deux globuleuses, par un retrécissement situé à sa partie moyenne, ce qui réduisait dans ce point sa circonférence à la moitié de ce qu'elle était dans sa partie la plus large. Ce rétrécissement ne se laissait nullement distendre par des tractions ; du reste à ce niveau les parois de l'estomac n'étaient point altérées dans la plus grande partie de leur étendue ; mais à la partie supérieure on voyait, à travers la tunique péritonéale, une sorte de plaque blanchâtre placée à cheval sur la petite courbure au niveau du pylore et allongée transversalement. L'estomac adhérait par sa face postérieure au pancréas, dans une très petite étendue près du pylore.

A sa face interne on reconnut dans un point correspondant à la plaque blanchâtre qui vient d'être signalée et sur la paroi antérieure, *une grande ulcération* longue de cinq centimètres, large de deux, allongée transversalement, assez fortement déprimée. Son fond était mince ; ses bords constitués par une sorte de bourrelet arrondi, un peu saillant, continu en arrière avec une cicatrice linéaire, déprimée et bordée de chaque côté d'un bourrelet semblable au précédent. Le fond de l'ulcération était grisâtre et lisse, différant en cela de la muqueuse de l'estomac. Il n'y avait d'ailleurs, d'injection ni de vascularisation bien marquée ni dans le fond, ni autour de cette ulcération.

La membrane muqueuse stomacale était à l'état normal dans tout le reste de l'organe et conservait toute sa consistance ; elle était fortement colorée, mais seulement dans le renflement pylorique, par une matière noire analogue à celle que la malade rendait dans ses vomissements et que ni le lavage, ni la macération ne purent faire disparaître.

En disséquant attentivement les différentes tuniques de l'estomac au voisinage de cette lésion, j'ai constaté la disposition suivante : La *muqueuse* de l'estomac arrivait jusqu'au bord de la perte de substance ; là elle adhérait intimement au tissu de ce bord, puis se continuait avec une sorte de membrane mince qu'on pouvait détacher du fond de l'ulcération. La tunique *celluleuse,* parfaitement distincte à une petite distance, s'épaissise sait, se condensait au niveau du bourrelet déjà signalé commformant les bords de l'ulcération et de la cicatrice ; elle se confondait avec le tissu cellulo-fibreux dense, résistant, qui constituait ce bourrelet. Les fibres musculaires semblaient converger en rayonnant vers la cicatrice ; elles se serraient, s'épaississaient, s'hypertrophiaient visiblement en approchant des bords. Le plus grand nombre se perdaient dans le tissu cellulo-fibreux du bourrelet ; quelques-unes seulement passaient au-dessous du fond de l'ulcération. La tunique péritonéale était demeurée saine. A l'une des extrémités de l'ulcération, on apercevait un pinceau vasculaire, assez volumineux, plongé dans l'épaisseur de la tunique musculaire, qui se dirigeait vers le bord et pénétrait dans le bourrelet dont il était entouré.

L'examen des autres organes n'a point été fait.

RÉFLEXIONS. — Nous ne pouvons mieux faire que de transcrire ici les réflexions qui, dans le Bulletin de la Société anatomique, accompagnent cette observation, que nous avons cru devoir reproduire *in extenso :* « En « somme, l'autopsie a permis de constater l'existence « d'une solution de continuité intéressant dans une « assez grande étendue, les tuniques muqueuse, muscu- « leuse et la musculaire dans la plus grande partie de « son épaisseur ; solution de continuité en partie cica- « trisée et ayant amené, par la rétraction du tissu cica- « triciel, le rétrécissement du calibre de l'estomac. « Cette lésion est la seule qu'il ait été possible de cons-

« tater dans cet estomac d'ailleurs parfaitement sain.
« Elle est donc la cause des accidents éprouvés par la
« malade. Or, ces accidents remontant sans interruption et sans modification aucune jusqu'à l'époque où
« la malade reçut un coup violent à l'épigastre, il faudrait admettre (en supposant exacts les renseignements donnés par elle) que la lésion dont ils dépendaient datait également de là. Il y aurait eu alors
« une déchirure de la muqueuse stomacale, puisqu'il
« survint une hémorrhagie abondante qui ne s'est pas
« renouvelée depuis, et cela au milieu de la plus parfaite santé. C'est cette déchirure, qui tardant à se
« cicatriser, peut-être à cause du contact habituel des
« aliments et du suc gastrique, aurait laissé à sa suite
« l'ulcération que nous avons en vue.

« Mais la plaie primitive était-elle aussi grande que
« le ferait supposer cette longue cicatrice et la rétraction qu'elle a subie ? Ou bien l'ulcération primitivement petite, devenant serpigineuse, s'est-elle étendue
« peu à peu, avançant d'un côté tandis qu'elle se cicatrisait de l'autre ? C'est ce qu'il paraît assez difficile de
« décider, quoique la dernière hypothèse semble la
« moins improbable, en raison surtout de cette circonstance, que les accidents, loin de diminuer peu à peu,
« se sont, au contraire, progressivement accrus.

« Quant à la matière noire qui apparut dans les vomissements quinze jours seulement avant la mort,
« peut-être pourrait-on attribuer sa formation à l'érosion
« des vaisseaux que l'on voyait pénétrer dans l'un des
« bords de l'ulcération. »

Cette observation donna lieu à un travail du professeur Axenfeld qui insiste sur plusieurs particularités ; nous allons résumer son opinion en extrayant le fragment suivant de son rapport. Tout d'abord il met en doute l'étiologie de la lésion et ajoute que le traumatisme n'a jamais été considéré jusqu'à son époque comme cause de l'ulcère de l'estomac. Il s'arrête aussi sur une circonstance qui, d'après lui, contrarie l'hypothèse d'une cause traumatique, c'est le siége de l'ulcère à la partie postérieure de l'estomac au niveau de la petite courbure : « Or, dit-il, il n'est pas aisé de comprendre comment « un corps volumineux venant à frapper l'épigastre « aurait blessé la paroi postérieure et la petite courbure « de l'estomac, en laissant intactes d'autres parties plus « accessibles, et l'on imagine difficilement que la solu- « tion de continuité résultant de ce choc ait affecté « précisément la position ordinaire des ulcères dits spon- « tanés. Toutefois, l'histoire des contusions profondes « nous offre plus d'une singularité de ce genre : plus « d'une fois on a vu, en vertu d'un mécanisme parfaite- « ment décrit par M. Velpeau, les couches superficielles « transmettré aux couches sous-jacentes le choc qui les « traverse sans les altérer elles-mêmes et les effets de « l'attrition se manifester exclusivement dans les parties « profondes. Cela peut se produire surtout lorsque dans « le point où aboutit le choc ainsi transmis, se rencon- « tre quelque corps résistant, comme le serait dans « l'espèce la colonne vertébrale. Il ne serait donc pas « impossible que dans le cas dont nous nous occupons, « la solution de continuité primitive eût été la consé- « quence d'une action traumatique. Si l'on admettait

« ce point de départ, on comprendrait que certaines « conditions inhérentes à la structure et aux fonctions « de l'estomac eussent empêché la plaie de se cicatri- « ser, et en eussent fait un véritable ulcère ; de même « qu'on voit des plaies simples, mais entretenues par « l'influence de la déclivité, la présence de varices ou « de pansements irritants être l'origine et même l'origine « la plus commune des ulcères des jambes. »

On voit qu'Axenfeld, au fond, ne nie pas le traumatisme comme cause de l'ulcère, mais il l'accepte sous toutes réserves.

OBSERVATION III

(Bulletin général de thérapeutique médic. et chirurgic. tom. 55, année 1858, page 274).

Thérèse F., entrée le 18 février 1858, à l'Hôtel-Dieu de Paris, est couchée au n° 20, salle St-Landry, service de M. le professeur Trousseau.

Le 4 février, elle avait reçu à la région épigastrique un coup de timon de voiture qui l'avait renversée et dont la violence lui avait fait perdre connaissance.

Dans la soirée, elle fut prise de vomissements de sang qui se continuèrent pendant la nuit et revinrent ensuite deux ou trois fois par jour jusqu'à son entrée à l'Hôtel-Dieu.

Le sang vomi était noir et quelquefois mêlé de caillots ; l'appétit était complètement perdu.

A son entrée à l'Hôtel-Dieu on observa qu'elle vomissait par petites gorgées, mais fréquemment, une certaine quantité de sang noirâtre, mêlé parfois à des caillots. La douleur à la région épigastrique était assez intense ; l'état général, du reste, était assez bon, l'appétit nul.

Jusqu'au 24 février on trouvait tous les matins dans le bassin de la malade une énorme quantité de sang noir mêlé de caillots.

Le 22, les selles avaient de même été mêlées de sang noir, mais cela ne se renouvela pas. Le ratanhia, la glace, les potions à l'eau de Rabel, administrés jusqu'alors n'avaient produit que peu d'amendement.

Le 25, tout le traitement antérieur fut supprimé et on donna un gramme de perchlorure de fer dans une potion gommeuse.

Le 26, la malade n'avait pas vomi et l'appétit qui avait manqué jusque-là, commençait à renaître.

Le 27, pas de vomissement ; la malade demande avec instance à manger. — Bouillon, même traitement.

Le 28, pas de vomissements, augmentation de l'appétit. — Potage, même traitement.

Le 29, les vomissements n'ont pas reparu. La malade demande sa sortie, mais on la garde pour s'assurer de sa parfaite guérison. — Une portion, même traitement.

Le 1er mars, le mieux continue, l'appétit augmente ; deux portions, même traitement.

Le 2 mars, même état. On donne quatre portions et le perchlorure est supprimé.

Les jours suivants la malade se plaint de quelques pesanteurs à l'estomac après le repas ; mais ce phénomène se dissipe peu à peu et la sortie est accordée le 11 mars ; la guérison était parfaite.

Réflexions. — Ce fait nous offre un exemple frappant de l'action persistante et presque instantanée du perchlorure de fer. Pendant vingt jours en effet Thérèse F..., à la suite d'un traumatisme dans la région épigastrique, vomit un sang noir, mêlé de caillots ; une fois même les selles furent chargées de sang ; l'appétit était complétement aboli.

Du 18 au 25 février, malgré un traitement bien ordonné, ces symptômes persistèrent, l'amélioration dans l'état de la malade se fit à peine sentir et, le 25, sous l'influence du perchlorure de fer, tout vomissement cessa brusquement pour ne plus reparaître ensuite ; l'appétit commença à renaître. Sept jours suffirent pour amener la guérison et permettre à la malade de reprendre son régime habituel.

OBSERVATION IV

(*Alf. Poland. A collection of Several Cases of contusions abdomen accompagnied with Injury to the stomach and intestines. — In Guy's Hospital Reports 1858, 3me série. T. IV, page 132.*)

Un garçon fut admis à Guy's Hospital dans un grand état de collapsus, une roue d'omnibus lui ayant passé sur le corps. Il était irritable et dans une agitation continuelle, vomissant constamment une matière de couleur noire. Miction nulle, abdomen tendu. La mort survint en neuf heures. A l'autopsie, le foie était rompu dans quelques points à la surface du lobe droit. Il n'y avait que peu d'effusion de sang. La muqueuse de l'estomac était déchirée en pièces.

Réflexions. — Ici le traumatisme a dû agir avec une grande violence, si l'on considère les délabrements qu'il a occasionnés. Aussi cette mort rapide en neuf heures, s'explique-t-elle par cette rupture du foie et cette déchirure en pièces de la muqueuse stomacale, lésions incompatibles avec la vie. Ce qui nous a paru surtout important dans cette observation, c'est la déchirure de la muqueuse avec intégrité des autres tuniques. Ce fait montre mieux que toutes les expériences la plus grande fragilité de la muqueuse, même en l'absence de toute prédisposition d'origine morbide.

OBSERVATION V (du même).

Walther Mac-Ferland, âgé de 11 ans, robuste et fort, fut pris par une machine, qui l'entraîna autour d'elle et le projeta sur le sol d'une hauteur de huit pieds. Immédiatement après, il ressentit de grandes douleurs dans les intestins ; il fut pris de vomissements et ne put manger. Il sortit dans l'après-midi pour voir passer une noce et le soir cependant il absorba quelques aliments, sans boissons toutefois ; il se trouvait alors plus mal.

Le jour suivant, son état empira et les vomissements augmentèrent d'intensité ; bientôt les symptômes s'aggravèrent insensiblement. On lui donna des se's, de la rhubarbe, du séné, de l'huile de castor et des poudres. Tout était immédiatement rejeté sans améliorer son état ; un-quart de verre de wiskey releva ses forces.

Le troisième jour il prit un peu de lait sucré, mais il le rendit aussitôt en même temps que du sang coagulé. Le 5me jour, après avoir mangé son déjeuner avec autant d'appétit que de coutume, il expira soudainement. A l'autopsie, on ne trouva rien extérieurement ; à la partie convexe de l'estomac existait une perforation de la dimension d'une pièce de six pences et, près de celle-là, deux taches assez larges de couleur pourpre en voie de perforation. Péritonite très-étendue avec exsudats ; une quantité considérable de pus. La totalité des intestins était enflammée.

Réflexions. — Cette observation est intéressante et présente un fait important. A la suite de cette chute, l'estomac aura probablement été lésé et sa muqueuse aura présenté une déchirure au niveau de la grande courbure. Cette plaie, loin de se cicatriser, aura, au contraire, par suite de l'action probable du suc gastrique, augmenté en profondeur, et cette destruction successive des tuniques aura abouti à une perforation stomacale avec épanchement de matières dans la cavité péritonéale. Il est à regretter qu'un examen plus attentif des lésions des membranes n'ait pas été fait. Il est encore un point sur lequel nous devons insister au point de vue du traitement, c'est que le malade est mort après avoir absorbé des aliments solides : de là importance du régime dans le traitement.

OBSERVATION VI.

Carrière. — Bulletin de la Société anatomique de Paris, XXVIIIe *année* (1863. 2e série. Tom. VIII, page 121)

Le 28 mars 1863, une femme de soixante-seize ans est entrée à l'hôpital de la Salpêtrière dans le service de M. le professeur Vulpian. Elle vomissait du sang depuis le matin et le vomissement fort abondant était en partie liquide, en partie constitué par des caillots assez nombreux. Le même phénomène s'est reproduit dans la journée et a déterminé un affaiblissement considérable. L'hématémèse a eu encore lieu pendant la nuit et à une heure du matin la malade succombait. Les renseignements qu'on a pu recueillir sur les antécédents sont assez vagues et ne rendent nullement compte des lésions trouvées à l'autopsie. Elle était tombée il y a deux ans, nous a-t-on dit. Depuis cette chute elle se plaignait beaucoup de l'estomac et avait une très mauvaise haleine. On ne lui avait jamais vu d'hématémèse. Mais un jour ou deux avant son entrée à l'infirmerie, elle avait craché quelques matières sanguinolentes. Six mois auparavant, elle avait eu une attaque de paralysie.

Autopsie. — A l'autopsie l'on trouva tous les organes sains à l'exception de l'estomac, qui contenait une certaine quantité de sang coagulé et du sang liquide. Au niveau de la grande courbure on trouvait du mucus coloré par du sang qui adhérait à la paroi stomacale. La muqueuse était saine dans la plus grande partie de son étendue ; elle était, dans le grand cul-de-sac, imbibée d'une assez grande quantité de sang et l'imbibition ne disparaissait ni par le grattage, ni par le lavage. Dans la moitié gauche de la paroi postérieure et très près de la petite courbure, on trouvait *un ulcère cicatrisé* dont le fond était constitué par le pancréas. La forme de cet ulcère était elliptique, presque circulaire. Son diamètre vertical avait quatre centimètres et son diamètre transversal trois centimètres et demi de longueur. Sa profondeur était d'un centimètre dans la partie supérieure ; mais elle allait en décroissant de haut en bas ; de sorte qu'à la partie inférieure elle était à peine de deux millimètres. Cet ulcère était limité par un bord taillé à pic dans les trois quarts supérieurs de sa circonférence et un peu obliquement coupé dans le quart inférieur. Ce bord était limité antérieurement par une circonférence que formait la muqueuse, lisse et arrondie en haut, plus inégale et érodée en bas. A ce niveau, on voyait l'ouverture béante de deux petits vaisseaux. Le fond régulièrement circulaire avait la dimension d'une pièce de 10 centimes et présentait au moment où l'autopsie a été faite une coloration rougeâtre qui est devenue depuis grisâtre et s'est recouverte d'un détritus dans lequel on a trouvé, à l'aide du microscope, de la fibrine à l'état fibrillaire, des globules sanguins et des cellules épithéliales. A l'extrémité gauche du diamètre transversal, se trouvait une saillie formée par la convexité d'une des sinuosités de l'artère splénique. Cette convexité s'est éraillée et on voyait très bien l'ouverture par laquelle s'était faite l'hémorrhagie. Au moment de l'autopsie cette ouverture était bouchée par un caillot fibrineux. En grattant la saillie on trouvait les trois tuniques du vaisseau coupées à différentes hauteurs et constituant trois plans distincts. L'artère splénique était ossifiée non-seulement au niveau de cette saillie, mais encore dans le reste de son trajet ; ce qui peut expliquer l'hématémèse qui s'est produite. Le fond de l'ulcère était constitué par le pancréas, avec lequel l'estomac avait contracté des adhérences au moment de la perforation du viscère et qui ne paraissait nullement avoir subi l'influence du suc gastrique. Examiné à l'extérieur, l'estomac n'offrait à étudier rien de remarquable ; on trouvait une adhérence très intime avec le pancréas ; mais aucun des deux organes ne conservait la trace de l'inflammation qui avait dû amener cette adhérence.

Réflexions. — Quoique les renseignements soient vagues sur le début de l'affection de cette malade, et rendent l'observation douteuse, on peut néanmoins rapporter ce début au traumatisme qui a déterminé un ulcère bien caractérisé ainsi que le prouve l'autopsie. Quoique on n'ait jamais constaté d'hématémèses chez elle avant son entrée à l'infirmerie, celles-ci ont parfaitement pu avoir lieu et passer inaperçues, ou bien le sang épanché dans l'estomac, au lieu d'être rendu par le vomissement, aura été évacué par des selles dont la malade n'aura pu constater la coloration anormale. Les résultats nécropsiques que nous fournit cette observation, sont très-importants au point de vue de l'anatomie pathologique et nous y reviendrons en traitant ce chapitre.

OBSERVATION VII.

Nous allons placer ici cette observation que cite Caubet (thèse inaug. 31 janvier 1870. *Contribution à l'histoire de l'hématémèse considerée au point de vue étiologique*),— observation recueillie dans le service de M. le professeur Lasègue, d'une femme qui, en tombant dans un escalier, se contusionna la région épigastrique ; immédiatement elle fut prise de vomissements de sang très abondants qui la firent entrer à l'hôpital ; le vomissement sanguin devint quotidien pendant plus de quatre mois sans grand dommage pour la santé de la malade, bien qu'elle rendît par jour la valeur d'un crachoir de sang liquide et rutilant ; aujourd'hui elle est parfaitement guérie.

RÉFLEXIONS. — Malgré sa brièveté, cette observation a une grande importance en nous montrant une hématémèse d'origine traumatique devenant pour ainsi dire chronique pendant quatre mois. Elle était à coup sûr l'indice d'une lésion stomacale qui mit un temps très long à se cicatriser, mais qui finit par avoir une terminaison heureuse. Nous regrettons l'absence de renseignements sur le traitement suivi.

OBSERVATION VIII.

(Observation recueillie par M. Levrat, chez M. Cruveilhier, à la maison de santé de Paris, en 1876.)

Marie X..., 26 ans, domestique, entre à la maison de santé le 25 juillet 1876.

Il y a trois semaines, la malade qui était montée sur une table pour accrocher des rideaux, fit une chute dans laquelle la région de l'estomac porta sur l'angle de la table.

La douleur fut assez intense pour provoquer une syncope, et la malade vomit aussitôt le repas qu'elle avait pris trois heures avant ; mais elle ignore s'il y avait du sang dans les matières rendues.

Les jours suivants elle garda le lit, à cause d'une sensation générale de fatigue qu'elle éprouvait, et pendant ce temps, elle n'ingéra que du bouillon et un peu de soupe qui furent bien tolérés.

Le troisième jour, survint un abondant vomissement de sang rouge que la glace arrêta, mais qui se reproduisit les jours suivants ; sauf quelques boissons glacées, en petite quantité, aucun aliment n'était plus toléré et tout était immédiatement rendu par le vomissement.

Cet état persista ainsi pendant trois semaines et détermina une grande faiblesse et un amaigrissement notable.

A son entrée à l'hôpital, on constata l'absence de toute tumeur à la région épigastrique. La pression en ce point déterminait une douleur assez vive, irradiant dans le dos ; en outre, il existait une douleur spontanée, peu vive, avec irradiation en arrière.

Le régime lacté avec l'eau de Vichy fut mal supporté et ne put être toléré qu'à la condition de faire précéder l'ingestion du lait de l'administration de quelques gouttes de laudanum.

Grâce à ce traitement, les accidents semblèrent s'atténuer et disparaître ; plus de douleurs, plus de vomissements, un peu d'appétit.

Au bout de quelques jours, la malade voulut prendre du chocolat ; immédiatement les douleurs et les vomissements reparurent et on constata de nouveau la présence du sang dans les matières vomies.

La malade reprit alors le régime lacté, l'usage de l'eau de Vichy, le laudanum, et continua le traitement pendant quinze jours, puis quitta l'hôpital pour aller à la campagne. Deux mois après, la malade revint consulter à l'hôpital. Elle nous dit qu'elle n'avait pas encore complètement cessé son régime quoique tous les accidents fussent notablement améliorés. Elle avait engraissé, ses forces lui étaient revenues ; elle avait ses règles comme d'habitude. Enfin, depuis trois semaines, elle pouvait prendre des potages, boire du vin, sans qu'il en résultât ni douleur, ni nausée, ni vomissements. Ceux-ci n'avaient pas reparu depuis plus d'un mois et, à cette époque même, ils ne renfermaient plus de traces de sang.

Réflexions. — Dans cette observation, il s'agit d'accidents médiocrement graves qui ont suivi une contusion de la région épigastrique et qui démontrent que l'estomac a subi les effets de cette contusion. Chez la malade, en effet, une chute sur l'épigastre détermine des vomissements de sang qui disparaissent et, chose remarquable, reparaissent sous l'influence d'une cause en apparence insignifiante, l'absorption d'un peu de chocolat. Il est donc à présumer que, chez cette femme, le traumatisme aura déterminé une plaie stomacale qui, comme toutes les plaies, aura marché vers la guérison, mais dont la cicatrisation aura été retardée par la présence des sucs normaux sécrétés par l'estomac. La présence de cette lésion aura été le point de départ de toutes les douleurs, de l'intolérance de l'organe et des phénomènes d'adynamie qu'a présentés la malade, phénomènes qui, comme le prouve l'observation, se sont tout à fait amendés au bout d'un certain temps. En résumé, symptôme à la fois de gastrite subaigüe et d'ulcère simple.

OBSERVATION IX.

(Duplay. *Archives gén. de Médecine,* 1881. Vol. II, page 339.)

La nommée H..., âgée de trente-quatre ans, domestique, entre dans mon service le 3 juin 1879. Sa santé générale est bonne ; sauf quelques crampes d'estomac, elle n'a jamais éprouvé aucun trouble des fonctions digestives. Elle a été attaquée le matin même de son entrée à l'hôpital par des malfaiteurs qui l'ont rouée de coups. La région épigastrique a été atteinte, mais la malade ne peut fournir aucun renseignement snr la nature du traumatisme dont cette région a été le siége. Un quart d'heure avant l'accident la malade avait déjeûné d'une tasse de café au lait.

Quatre heures après, la malade est prise de vomissements et rend du sang presque pur, dont la quantité est évaluée à un demi-verre environ.

A plusieurs reprises dans la journée, ces vomissements de sang se renouvellent. La soif est vive, mais les boissons ingérées sont immédiatement vomies, plus ou moins mélangées de sang (Morphine en injection hypoderm.).

Le lendemain il n'y a plus de vomissements, les boissons froides sont supportées. — Abstinence complète.

Le troisième jour, la malade essaie de prendre quelques aliments solides en petite quantité, mais leur ingestion détermine des douleurs épigastriques très violentes (Régime lacté).

Pendant plusieurs jours encore, les liquides ingérés déterminent des crampes très douloureuses et provoquent des envies de vomir, mais sans résultat. Pendant tout ce temps la pression au-dessous de l'appendice xyphoïde et le long du rebord costal gauche, détermine une douleur assez vive.

Peu à peu la malade dont l'appétit revient de jour en jour, commence à prendre des aliments solides, et après quinze jours passés à l'hôpital, elle demande sa sortie, n'éprouvant plus de douleurs, ni aucun symptôme particulier du côté de l'estomac.

Réflexions. — Nous trouvons dans cette observation un traumatisme de la région épigastrique ayant amené des vomissements de sang; il s'agit ici bien nettement de vomissements puisqu'ils ont eu lieu à l'hôpital, en présence du professeur et des élèves.

Les symptômes consécutifs ont été également ceux d'une lésion de la muqueuse stomacale et, joints à l'hématémèse, nous permettent d'affirmer l'existence d'une lésion de la muqueuse sans qu'aucun symptôme ait révélé une lésion péritonéale. La marche a d'ailleurs été simple et la guérison rapide.

OBSERVATION X (Du même).

Le nommé L. P..., âgé de quarante-huit ans, est entré dans mon service le 3 décembre 1879. D'une bonne santé habituelle, n'ayant jamais présenté aucun symptôme gastrique, non diathésique, non alcoolique. Cet homme nous raconte qu'il y a six semaines environ, il a été renversé par une voiture et est tombé en avant. Dans cette chute, la région épigastrique porta violemment sur le sol.

Le malade avait mangé quatre heures avant l'accident. Il n'éprouva tout d'abord qu'une douleur médiocre, n'eut pas de vomissements et put gagner son domicile à pied.

Le lendemain matin, les douleurs à la région épigastrique étaient plus intenses, mais il survint quelques vomissements renfermant du sang noir et coagulé.

Les jours suivants, les mêmes vomissements noirâtres se

reproduisirent ; il y avait de l'inappétence, de la soif et l'ingestion des liquides mêmes était douloureuse. Un vésicatoire fut appliqué à la région épigastrique.

L'inappétence persista et le malade ne pouvait prendre qu'un peu de lait et d'eau de Vichy. On lui prescrivit aussi quelques gouttes de laudanum pour calmer ses douleurs et empêcher les vomissements. Sous l'influence de ce traitement, un mieux sensible se manifesta et au bout de quinze jours les vomissements avaient cessé ; l'appétit était revenu et le malade recommença à travailler.

Cependant, sans aucune cause connue et sans que le malade ait fait aucun excès, les mêmes symptômes se manifestèrent de nouveau. L'appétit disparut peu à peu et, il y a douze jours, le malade fut repris de vomissements, mais ceux-ci ne renfermaient d'abord ni sang, ni matières noirâtres.

Le lendemain de son entrée à l'hôpital, on examine les matières rendues par le vomissement et on y constate la présence en quantité notable de substance noirâtre, analogue à du marc de café. Ces vomissements mélaniques se sont reproduits à différentes reprises. En outre, le malade accuse des douleurs très vives qui le privent de tout sommeil, qui siègent à la région épigastrique, irradient dans le dos et ne se calment que par le décubitus sur le ventre.

L'exploration la plus attentive de la région épigastrique ne permet de découvrir aucune tuméfaction ; elle ne provoque d'ailleurs aucune douleur.

A part les accidents gastriques, la santé générale est assez bonne ; sauf un peu de pâleur et d'amaigrissement, le malade ne présente aucun symptôme particulier, la digestion intestinale même s'accomplit normalement, les garde-robes sont faciles et régulières ; toutes les fonctions sont normales.

Le malade a été mis au régime lacté associé à l'eau de Vichy, et sous l'influence de ce traitement simple, l'amélioration n'a pas tardé à se manifester. Les douleurs et les vomissements ont peu à peu cessé, l'appétit a reparu et le malade quittait l'hôpital, sur sa demande, après un séjour d'environ deux mois, dans un état très satisfaisant.

Réflexions. — Les réflexions que nous pourrions faire au sujet de cette observation qui ressemble beaucoup aux deux précédentes, sont analogues à celles que nous avons faites sur ces dernières. Aussi nous croyons inutile de les répéter.

OBSERVATION XI (Personnelle).

(Recueillie dans le service de M. le professeur Ollier, suppléé par M. Levrat.)

Le nommé P. E., palefrenier, âgé de 30 ans, entre le 10 juillet 1881, salle Saint-Sacerdos, dans le service de M. le professeur Ollier. Pas d'antécédents héréditaires connus. Comme antécédents pathologiques, insolation en Chine pendant que le malade était militaire. Il ne présente aucun signe de diathèse scrofuleuse ou tuberculeuse, mais depuis longtemps, il est sujet aux douleurs articulaires.

Dans les premiers jours de juillet 1881, le malade reçut plusieurs coups de pied de cheval, l'un à la région temporale gauche, l'autre dans le flanc gauche au niveau du rebord inférieur des fausses côtes. Au moment de l'accident, le malade perdit connaissance et rendit par la bouche une assez grande quantité de sang. Application de six ventouses sur le côté malade.

Le lendemain, le malade entre à l'Hôtel-Dieu; à ce moment il est encore dans un demi état de stupeur; il reste immobile dans son lit et répond à peine aux questions; toutefois, il ne présente aucun symptôme de fracture du crâne ou de commotion cérébrale.

A la région temporale gauche, on remarque une forte ecchymose de 6 à 7 centimètres de diamètre, avec une petite plaie linéaire à peine perceptible. Même aspect au côté gauche, aucun signe de fracture de côte, quoique le malade ait quelque difficulté à respirer, De plus il rejette, par moment, une certaine quantité de sang noir, non aéré, d'une odeur nauséabonde. Ce sang, d'ailleurs peu abondant, n'est pas rendu par la toux ; il n'y a pas vomissement mais plutôt régurgitation. Au dire du malade, il lui monte à la gorge comme de la salive.

L'auscultation du poumon, plusieurs fois répétée, ne révèle rien. Du côté du cœur, pas d'hypertrophie notable, la pointe bat à sa place ordinaire ; mais les battements sont peu prononcés et les bruits sourds. L'exploration de l'oreille ne révèle aucune lésion, pas de symptômes cérébraux.

Le malade quitte le service le 30 juillet, complètement guéri de ses contusions. Il continue à expectorer du sang.

Le 3 septembre il rentre de nouveau dans le service pour un coup de pied de cheval à la partie antérieure et supérieure de la cuisse droite. Toutefois, on ne trouve à ce niveau qu'une légère contusion, disparue en quelques jours.

Depuis sa sortie, les régurgitations de sang ont continué et elles persistent encore aujourd'hui. Néanmoins, l'état général est bon.

Réflexions. — Cette observation diffère des autres en ce que d'abord le sang n'a pas été vomi, mais régurgité ; ensuite parce que cette régurgitation sanguine est devenue chronique sans que la santé du malade paraisse altérée par ces pertes répétées. Il n'y a eu hématémèse, proprement dite, qu'au moment même du traumatisme : si nous admettons la lésion stomacale, c'est en l'absence absolue d'autres affections pouvant amener le rejet de sang par les voies digestives.

Aux différentes observations que nous venons de citer, nous joindrons le fait suivant recueilli par M. Levrat, en 1872, chez M. Desnos, et qu'il a eu l'obligeance de nous communiquer. Un jeune homme de 18 ans, Breton, est apporté dans le service de M. Desnos, à la suite d'un coup de tête dans l'estomac qui lui a fait perdre connaissance. Des vomissements incoercibles surviennent le jour de l'accident et les jours suivants ; on n'y trouve pas trace de sang. Au bout de huit jours d'un traitement par le régime lacté et l'opium le malade sort guéri.

Nous faisons suivre ici les observations que nous empruntons, en les résumant, à la thèse de M. Derouet :

OBSERVATION XII. (Thèse de M. Derouet).

(Communiquée par M. le professeur Potain).

Coup de tête dans la région de l'estomac.

Emma Lafoly, âgée de quarante-six ans, était entrée le 30 juillet 1868 à l'hôpital Necker dans le service de M. le professeur Potain, pour pertes utérines. Le 14 septembre, cette femme reçoit un coup de tête dans la région de l'estomac. Aussitôt vive douleur, vomissements alimentaires et à deux ou trois reprises, vomissements de sang. Le 15 septembre, la malade se plaint de douleurs dans le dos et à l'épigastre, douleurs qui s'exaspèrent au passage des aliments, par la pression et pendant les fortes inspirations. Le 20 septembre, régime lacté. Le lendemain on ajoute deux cuillerées d'eau de chaux par litre de lait. Les jours suivants, pas de vomissements, pas de fièvre. Le 27, vomissements de glaires très acides, sans coloration bilieuse. Prescription : eau de Vichy,bains. Le 28 septembre, la malade mange une petite quantité de viande. Aussitôt, vomissements alimentaires et bilieux, douleurs, fièvre, épigastre toujours sensible à la pression.

Le 1er octobre, la malade a quelques étourdissements; à l'estomac, sensation de tiraillement,d'oppression,surtout après l'ingestion du lait. On prescrit 60 grammes d'eau de chaux par litre. Les jours suivants la digestion est plus facile et la malade ne vomit plus. Le 9 octobre, sensation de brûlures à l'estomac, dix minutes après le repas. Le 17 octobre, diarrhée.

Les douleurs persistent toujours, mais elles sont moins vives. 31 octobre, appétit. Le vin pur cause des cuissons et n'est pas bien supporté.

OBSERVATION XIII. (Id.)

(Communiquée par M. le professeur Potain.)

Violent coup de tête à l'épigastre.

En l'année 1872, un homme couché dans la salle Saint-Luc (hôpital Necker), pour une affection légère, était voisin d'un épileptique dont les accès étaient des plus violents.

Voulant un jour le secourir, il reçut à l'épigastre un coup de tête si fort que sur le moment même, il fut pris d'un vomissement de sang. Dans les jours qui suivirent, il conserva des douleurs à l'épigastre, de l'intolérance pour les aliments, des vomissements répétés et des douleurs à la fois épigastriques et rachidiennes qui paraissaient se rattacher à la persistance de l'altération de l'estomac.

Néanmoins, sous l'influence du régime lacté exclusif, les accidents ne tardèrent pas à se calmer et disparurent en moins de quinze jours.

OBSERVATION XIV (Id.).

(Communiquée par M. le professeur Potain.)

Chute sur le creux épigastrique.

Un homme d'une trentaine d'années, n'ayant eu aucun trouble des fonctions digestives, fait une chute dans laquelle le creux épigastrique porte sur un corps dur. Il n'a point immédiatement de vomissement de sang ; mais à partir de ce moment, douleurs après les repas qui sont suivis de vomissements alimentaires.

Un an après, ces accidents persistant, il vient me consulter et je constate chez lui les signes classiques de l'ulcère simple de l'estomac. Je le mets alors au régime lacté exclusif, sous l'influence duquel les accidents s'amendent et ne tardent pas à disparaître.

Se trouvant bien, et fatigué du régime lacté, il voulut reprendre l'alimentation habituelle. Au bout de peu de semaines, les malaises se reproduisent et les vomissements reviennent chaque soir. C'est vers cette époque, c'est-à-dire au mois de janvier 1874, qu'étant venu me consulter de nouveau il eut en ma présence un vomissement considérable, composé d'aliments, de matières noires et de sang en partie coagulé et en quantité considérable. Ce malade se remit de nouveau par le régime lacté.

OBSERVATION XV (Id.)

(Communiquée par M. Rendu, professeur agrégé.)

Compression de la base de la poitrine entre les banquettes d'un wagon.

Claude Saturnin, âgé de 40 ans, entré à Necker le 3 octobre 1874. Cet homme fait remonter le début de son affection au commencement de 1871. Dans le déraillement d'un train, il eut la poitrine prise entre deux banquettes. Dès le lendemain, il fut pris d'une hématémèse considérable qui ne se reproduisit pas les jours suivants. Il a été, dès ce moment, sujet à la dyspepsie et il lui arrive souvent de vomir des aliments. De plus, il rejette quelquefois du sang. Il dit éprouver une douleur fixe, rachidienne.

Actuellement : faciès pâle, amaigri, pas de fièvre, constipation opiniâtre.

A l'examen local : pas de dilatation de l'estomac, ni de douleur provoquée à la pression. Pas d'alcoolisme antérieur.

Régime lacté, vésicatoire sur l'épigastre.

7 octobre. — Accès de gastralgie, vomissements. Extrait thébaïque et belladone, un centigramme de chaque, deux pilules.

Depuis cette époque, amélioration sensible. Au bout de six semaines, le malade reprend la nourriture commune ; toutefois, il a encore une hématémèse assez forte le 20 novembre. Le 2 décembre, le malade sort de l'hôpital, non guéri, mais grandement amélioré.

OBSERVATION XVI (Id.)

Coup à l'épigastre. — Amélioration légère par le régime lacté.

Un homme de 42 ans, jardinier, reçut il y a quatre ans environ, un coup violent dans la région épigastrique. Dès le lendemain, il eut un abondant vomissement de sang, qui se renouvela pendant les deux jours suivants. Mais ces hématémèses disparurent graduellement. Il y eut ainsi une interruption d'un mois, au bout duquel les vomissements se montrèrent à nouveau, constitués par du sang ou par des matières alimenres. En même temps, douleurs caractéristiques du point xiphoïdien et du point dorsal.

Le mieux relatif qui est résulté pour lui de l'usage du régime lacté, continué pendant un certain temps, ne l'a pas empêché de conserver l'état de maigreur où nous le voyons encore, en même temps que les phénomènes douloureux et les troubles dyspeptiques.

OBSERVATION XVII (Id.)

(Communication verbale de M. Leloir, interne des hôpitaux.)

Compression de la base de la poitrine. — Amélioration rapide par le régime lacté.

M. X..., 35 ans, entre le 13 novembre 1878, à l'hôpital de la Charité, service de M. le professeur Vulpian. Cet homme raconte qu'il eut la poitrine comprimée entre un mur et un cheval. Le jour même de l'accident, il fut pris de douleurs et de quintes de toux. Le soir, il rendit une certaine quantité de sang.

Le lendemain, la dyspnée et la douleur thoracique persistent. Deux jours après, il est pris de vomissements et rend, dit-il, quelques caillots.

Enfin, il entre à l'hôpital le 13 novembre ; à l'examen du thorax, on constate l'absence de contusion et de fracture de côtes. Mais le malade accuse une douleur à la pression, douleur éveillée également par l'ingestion des aliments.

Apaisement complet des douleurs et des nausées par le lait.

OBSERVATION XVIII (Id.)

Coup de pied de cheval à l'hypochondre droit. — Chute sur l'hypochondre gauche.

Dubois entre le 5 décembre 1878 à l'hôpital Necker. Cet homme contracta une fièvre jaune en Chine. En 1870 il passa dans la cavalerie, et s'il eut auparavant des habitudes alcooliques, il les abandonna complètement à cette époque.

Il raconte qu'il y a six semaines, il reçut un coup de pied de cheval dans l'hypochondre droit, il tombe et le flanc gauche va heurter le trottoir. Son estomac était distendu par une quantité notable d'aliments. Il rendit aussitôt une partie de son déjeûner.

Le lendemain, il eut un vomissement de sang qui se répéta le soir de la même journée. Pendant les jours qui suivirent, diarrhée, selles noires, ingestion douloureuse des aliments. A la visite, on constate que le malade est amaigri, que son estomac est un peu distendu et qu'il a un point douloureux situé au-dessus de l'appendice xyphoïde du sternum. Appétit nul, diarrhée abondante, râles disséminés dans les deux poumons. Pas de fièvre.

Pendant les trois semaines que le malade passa à l'hôpital, ces symptômes s'amendèrent rapidement sous l'influence du régime lacté exclusif. Il sortit de l'hôpital digérant sans difficulté les aliments légers.

SYMPTOMATOLOGIE

Les contusions de l'estomac n'engendrent pas des lésions identiques chez tous les blessés ; leur variété dépend de causes nombreuses sur lesquelles nous nous sommes appesanti en parlant de l'étiologie. Une fois établies, ces lésions d'origine traumatique peuvent évoluer de diverses manières et affecter des types cliniques différant surtout par la durée des hémorrhagies et les phénomènes qui les suivent. Aussi nous avons cru pouvoir les décrire sous trois aspects particuliers. Il est bien évident que tous les faits de ce genre ne rentrent pas dans ce cadre, que beaucoup seront intermédiaires et qu'il serait possible d'établir une série ininterrompue, allant du traumatisme le plus bénin, jusqu'à celui qui détermine une ulcération mortelle. Mais cette disposition en série se rencontre dans toutes les classifications et n'en rend pas moins nécessaire l'adoption de points de repère destinés à faciliter les descriptions.

I

Au moment de l'accident et pendant les premières heures qui le suivent, tous les cas, quelque gravité qu'ils doivent présenter plus tard, offrent un certain nombre de symptômes identiques. Ces symptômes communs sont : la douleur, les hématémèses et les vomissements de matières autres que le sang.

Au moment de l'accident, la douleur est des plus vives et assez forte, dans quelques cas, pour provoquer une syncope ou tout au moins une défaillance (ob. I, III, VIII, IX) ; dans tous les cas, en général, il y a tendance à la lypothymie. Cette prédisposition aux syncopes s'explique facilement si on songe que le traumatisme a porté sur la région épigastrique. Cette région est d'une impressionnabilité telle que des chocs peu intenses ont pu déterminer la mort. Le voisinage du plexus solaire et ses puissantes actions réflexes sur l'organe central de la circulation font comprendre le mécanisme de ces phénomènes.

Puis surviennent les vomissements. Ordinairement ce sont des vomissements alimentaires, surtout lorsque le malade est près de son dernier repas (Obs. VIII), mais ils peuvent aussi se composer de matières muqueuses ou bilieuses, accumulées dans l'intervalle des digestions, ou même faire défaut complètement au moment de l'accident (Obs. XI), si le traumatisme est bénin. En tout cas, la durée de ces vomissements alimentaires est courte, et ils font bientôt place à un vomissement beaucoup plus grave, nous voulons dire l'hématémèse.

L'*hématémèse* ne s'établit pas toujours d'emblée au moment d'un traumatisme, lorsque celui-ci n'est pas très puissant (Obs. II, IX, X); elle peut ne se produire que quelque temps après et être ou non précédée des vomissements alimentaires, qui auront ouvert la marche. Mais cette apparition tardive de l'hématémèse ne s'applique cependant pas aux cas où l'estomac aura eu à supporter un traumatisme violent. Là, en effet, on peut considérer son apparition immédiate comme la règle (Obs. I, IV, VI, VII, VIII). Ce symptôme était bien connu d'ailleurs des anciens qui avaient l'occasion de l'observer souvent parmi les lutteurs au pugilat.

Ici nous allons nous arrêter sur le symptôme hématémèse et étudier les caractères du sang vomi, qui diffère suivant qu'il est rendu immédiatement après son épanchement dans l'estomac, ou suivant qu'il y a séjourné un peu plus ou moins longtemps. Aussi, nous allons le considérer au point de vue : 1° de sa quantité ; 2° de sa couleur.

La quantité de sang vomi peut varier depuis un demi-verre (Obs. IX) jusqu'à un kilogramme : « Il est rare, dit « Grisolles (1), que les malades rejettent moins de 342 « à 378 grammes de sang ; assez souvent, ils en perdent « plus d'un kilogramme et demi ; le liquide est alors « rendu par flots, tandis que lorsqu'il est moins abon- « dant, il n'arrive dans la bouche que par régurgita-

(1) *Path. int.* tom. I. art. Gastrorrh. page 591.

« tion. » C'est ce que nous voyons dans notre observation XI, où le sang est régurgité et non vomi. Enfin, il se produit parfois des hématémèses foudroyantes, qui font périr les malades en quelques instants ; c'est ce qui a lieu lorsqu'une artère importante a été ouverte.

Au point de vue de sa couleur, le sang vomi a des apparences bien diverses : « Lorsqu'il est rejeté peu « après avoir été exhalé, dit Grisolles (1), il est d'un « rouge plus ou moins artériel, tantôt fluide, tantôt « réuni en caillots volumineux. Si, au contraire, il a « séjourné quelque temps dans l'estomac, il est d'un « noir plus ou moins foncé, ressemblant à du goudron ; « dans ce dernier cas il exhale souvent une odeur aigre-« lette. » Ici le suintement sanguin s'est fait lentement et peu à peu par des capillaires entamés. Ces paroles de Grisolles se trouvent confirmées par ce que nous venons de lire dans nos observations où ces deux aspects, rougeur et couleur foncée, se présentent dans presque tous les cas, suivant que le sang a été rendu de suite ou, par son séjour, a subi un commencement de digestion.

D'après nos observations, les différents symptômes que nous venons d'examiner sont en général ceux du début et encore nous faut-il faire une restriction pour l'hématémèse qui, nous l'avons vu, est quelquefois tardive.

Dans les cas légers, ces symptômes persistent pendant quelques jours encore en se compliquant d'un état général peu grave, il est vrai, consistant en fièvre, inappétence et intolérance de l'estomac qui dénote une

(1) Loc. cit.

inflammation aigüe de l'organe ; puis ces phénomènes primitifs s'arrêtent et disparaissent. Ce sont d'abord les vomissements, ensuite la douleur qui devient de moins en moins vive, et il ne reste plus que des hématémèses qui se répètent continuellement pendant quelque temps (Obs. VIII, IX, X, XI), pour cesser tout à coup sans laisser de traces. Dans ces cas, il y a eu érosion superficielle de la muqueuse stomacale.

C'est là une marche qui doit être très fréquente et nous nous souvenons d'avoir souvent entendu des malades raconter qu'à la suite d'un choc, ils avaient vomi du sang, sans que pour cela leur santé en ait été altérée.

Aussi, ces observations se voient-elles communément dans les hôpitaux où, en général, on en fait peu de cas.

Dans cette forme légère, où le vomissement de sang est le seul accident qu'ait produit le traumatisme, il n'y a qu'une lésion limitée produisant l'hémorrhagie, et les troubles fonctionnels de l'estomac sont réduits au minimum. Aussi, dans ces conditions, le symptôme hématémèse, qui constitue alors à lui seul l'affection, est peu grave.

II

Quelquefois tout se borne à ces premiers symptômes. Mais dans d'autres cas aussi, il semble que l'organe ait été plus profondément impressionné par le traumatisme ; ici l'hématémèse dure beaucoup plus longtemps que dans les cas légers et acquiert également une gravité plus grande ; les faits relatés dans nos observations

VIII, IX et X en sont des exemples remarquables, et, si nous les analysons, elles nous fournissent un ensemble de symptômes qui annonce positivement une perte d'intégrité de la muqueuse gastrique et, de plus, ces symptômes sont absolument ceux de l'ulcère simple chronique de l'estomac.

Dans notre observation VIII, nous voyons une malade qui, à la suite d'une chute sur la région épigastrique, est prise de vomissements de sang, accompagnés d'une intolérance complète de l'estomac pour les aliments, puisqu'elle ne peut garder que quelques boissons glacées. Cet état persiste pendant trois semaines et lorsqu'à cette époque, elle entre à l'hôpital, on constate, outre ces symptômes, une douleur spontanée peu vive, il est vrai, s'irradiant en arrière avec exagération à la pression et un affaiblissement considérable des forces. Ces accidents cèdent à un traitement lacté, pour réapparaître à la suite d'un écart de régime avec la même intensité que la première fois.

Ils disparaissent enfin tout-à-fait, à la reprise du régime lacté et au bout d'un temps relativement court, en faisant place à une bonne santé relative qu'accuse la malade.

Dans notre observation IX les symptômes sont moins saillants. Nous voyons une femme qui, dans une attaque nocturne, a eu la région stomacale contusionnée. Peu de temps après elle est prise de vomissements de sang pur, vomissements qui se renouvellent à plusieurs reprises pendant la journée et cessent le lendemain. Le 3me jour, il reparaissent à la suite de l'ingestion d'aliments solides qui sont rejetés en s'accompagnant d'une violente douleur épigastrique. Peu à peu, ces symptômes, après avoir persisté pendant quelques jours, disparaissent à la suite du traitement lacté et la malade sort guérie au bout de quinze jours.

Dans l'observation x au contraire, le traumatisme stomacal a déterminé des accidents présentant une gravité beaucoup plus grande. C'est l'histoire d'un homme qui fait une chute sur la région épigastrique. Il est pris non au moment de l'accident, mais le lendemain, de vomissements de sang accompagnés de douleurs épigastriques très vives ; ceux-ci persistent les jours suivants en s'accompagnant d'inappétence. Puis ces symptômes s'amendent et se manifestent de nouveau sans cause connue en amenant à leur suite un état d'amaigrissement et d'anémie notables. Ce n'est qu'au bout de deux mois que l'amélioration se fait sentir pour persister définitivement.

Nous avons choisi plus spécialement, parmi nos observations, celles que nous venons de résumer parce qu'elles sont pour ainsi dire typiques. Nous y joindrons néanmoins les cas rapportés par Potain et M. Derouet, et les symptômes que nous y touverons ne peuvent que confirmer ce que nous allons nous efforcer de dégager des observations précédentes.

Et tout d'abord, le premier symptôme qui nous frappe c'est l'hématémèse, qui, en général, apparaît immédiatement ou peu de temps après le raumatisme. Ici, non plus comme dans les cas légers que nous venons d'étudier, ce signe acquiert une grande valeur par sa persistance et, par les particularités intéressantes qu'il présente.

Il disparaît, en effet, dans certains cas, au bout de peu de temps, pour se montrer de nouveau sous l'influence de conditions en apparence insignifiantes et qui, néanmoins, ont beaucoup de valeur, car elles dénotent une persistance dans l'état morbide de la muqueuse stomacale et laissent à supposer qu'une lésion qui commençait peut-être à se cicatriser, s'est probablement rouverte, en ramenant tout son cortége de symptômes. Les causes qui favorisent le retour de l'hématémèse sont tantôt un traumatisme nouveau succédant à un traumatisme ancien, comme dans l'observation de Pinel, tantôt un écart de régime, une tasse de chocolat (obs. VIII), tantôt même une cause inconnue ou qui a passé inaperçue (obs. X). Ces hématémèses, en outre, présentent tous les caractères de rougeur et de quantité que nous venons d'étudier précédemment dans les cas légers et sur lesquels il est inutile de revenir.

L'hématémèse s'accompagne d'un autre symptôme de beaucoup de valeur ; c'est la douleur. Celle-ci est circonscrite dans la région de l'appendice xiphoïde et s'irradie dans un point symétrique du rachis. Cette douleur est plus ou moins intense et la pression a pour résultat de l'accroître ainsi que l'ingestion des aliments.

Il est regrettable que dans nos observations, on n'ait pas mentionné l'état des garde-robes ; il est probable, en effet, qu'elles auraient présenté le caractère mélanique, constituées qu'elles étaient par des matières contenant du sang, ayant subi des altérations digestives et ressemblant à du goudron.

A ces deux symptômes principaux vient s'ajouter une intolérance presqu'absolue de l'estomac pour les aliments. Cette abstinence forcée a pour conséquence une émaciation par insuffisance de nutrition qui plonge les malades dans l'anémie en donnant à leur peau cette teinte de vieille cire blanche que nous présentent les femmes épuisées par d'abondantes hémorrhagies.

Tel est le tableau clinique qui ressort de nos observations et nous voyons qu'il ne diffère en rien de celui de l'ulcère simple de l'estomac, dont on peut trouver la description magistrale dans tous les ouvrages classiques. Une seule chose peut différencier l'ulcère traumatique de l'ulcère spontané, c'est la gravité moindre du premier. Car, si nous nous en rapportons aux cas que nous avons cités, nous voyons que généralement les malades, lorsqu'ils sont arrivés à un certain degré d'affaiblissement, s'y maintiennent sans aggravation de la maladie, et celle-ci cède bientôt à un traitement convenable. Il n'en est pas toujours ainsi, il est vrai, et quelquefois comme le prouvent nos observations II et VI, la maladie agissant sur un organe dont l'état laisse à désirer, se termine fatalement. Nous y reviendrons d'ailleurs à propos du pronostic.

III

Il est enfin d'autres cas à marche plus grave et plus rapide ; nous voulons parler de la perforation de l'estomac consécutive à une contusion de cet organe.

Parfois, la perforation peut suivre presque immédiatement le traumatisme et la mort survenir si promptement qu'on ne trouve même pas traces de l'inflammation du péritoine.

Dans d'autres cas, la perforation n'a pas amené la mort subite ; mais bientôt nous allons voir débuter tout le cortége des symptômes de péritonite par perforation. Les malades éprouvent une douleur atroce, instantanée, s'irradiant dans tout l'abdomen, et cette douleur survient sans cause appréciable. Bientôt, à la douleur, se joignent un frisson violent, un refroidissement général du corps, des nausées et des vomissements. L'anxiété est extrême, la face décomposée, le pouls petit, déprimé, misérable, la peau froide, couverte de sueur. Le malade s'agite continuellement et tombe dans un profond collapsus ; la mort arrive et rarement la durée totale des accidents dépasse trente-six heures. Notre Observation v, de Poland, nous offre un exemple de ce fait. Nous y voyons un jeune homme mourir quelques jours après l'accident, d'une péritonite consécutive à une perforation.

D'autres fois, la destruction des tuniques de l'estomac s'est faite plus lentement, des adhérences ont eu le temps de s'effectuer entre l'estomac perforé et les organes voisins, comme dans notre Observation vi et le pronostic dans ce cas peut n'être pas fatal puisque le contenu de l'estomac ne sera pas versé dans le péritoine. C'est dans ces cas que l'on peut voir se produire les fistules stomacales.

« On trouve, dit Luton (1), dans le mémoire de Po-
« land, un fait emprunté à Müller et dans lequel une fis-
« tule gastrique se forma près de vingt ans après une

(1) Dict. de Jaccoud, article : Estomac.

« contusion de l'abdomen. Richerand a rapporté une « observation analogue. Il n'est pas très aisé d'expli- « quer le mode de formation de ces fistules tardives à la « suite de contusion de l'estomac ; il est probable que « dans ces cas il s'est produit au moment du trauma- « tisme une rupture partielle intéressant la muqueuse « et peut-être une partie de la musculeuse. La paroi « stomacale amincie à ce niveau, irritée par le contact « des matières alimentaires et du suc gastrique, subit « un travail d'ulcération lente et finit par se perforer « complètement. Les adhérences qui ont eu le temps de « se former, préviennent l'épanchement dans l'abdo- « men, un abcès se forme et la fistule s'établit. »

D'autres fois, enfin, l'évolution peut être différente, la perforation ne se produira qu'au bout de quelques jours, soit à la chute d'une eschare comprenant toute l'épaisseur des parois et sans que les symptômes du début aient présenté rien qui les différencie des cas ordinaires ; soit à la suite de l'ulcère, comme cela peut arriver dans tous les cas d'ulcère simple.

Si donc nous résumons les types cliniques qui ressortent de nos observations, nous voyons que :

Dans tous les types, certains symptômes sont communs ; ce sont, au moment du traumatisme : douleur excessivement vive, tendance à la lypothymie, nausées, vomissements alimentaires, si l'accident est arrivé peu de temps après un repas; hématémèses survenant immédiatement ou apparaissant seulement quelques heures après le traumatisme.

Une fois l'hématémèse établie, celle-ci se répète pendant quelques temps en constituant, pour ainsi dire, à elle seule toute l'affection, puis disparaît sans laisser de traces. Tels sont les symptômes des cas que nous avons étudiés sous la rubrique de cas légers.

Dans les cas de gravité moyenne, après le début indiqué, les malades présentent une série de symptômes identiques à ceux que nous offre l'ulcère simple de l'estomac, douleur vive occupant la région épigastrique, avec irradiation dans le dos et exacerbations après le repas; vomissements tantôt bilieux ou alimentaires, tantôt constitués par du sang ; anémie profonde, teinte cachectique, émaciation considérable. En un mot, nous sommes en présence d'un véritable ulcère simple, dont le traumatisme a été l'origine.

Enfin, les cas graves, que l'on peut encore subdiviser en deux catégories. Tantôt, à la suite des symptômes communs du début qui ont persisté plus ou moins longtemps, on voit se produire la perforation de l'estomac, tantôt la perforation existe d'emblée. Dans le premier cas, il s'agit soit d'une contusion ayant amené une eschare de toute l'épaisseur de l'estomac, eschare qui s'est détachée seulement au bout de quelques jours, soit d'un ulcère étendu qui a fini, comme d'autres ulcères simples, par perforer toute l'épaisseur des tuniques.

CHAPITRE DEUXIÈME

ANATOMIE PATHOLOGIQUE ET PATHOGÉNIE

« Dans les contusions de l'abdomen, on peut, dit « Follin (Tom. v, p. 677), observer tous les degrés de « la contusion, depuis l'ecchymose simple jusqu'à l'at- « trition plus ou moins complète de la paroi stomacale « ou intestinale. » En effet, la forme et l'étendue de la solution de continuité doivent varier notablement, suivant la violence du traumatisme, et l'anatomie pathologique doit différer aussi selon qu'on examine l'estomac immédiatement après l'accident ou à une époque plus éloignée.

L'estomac est formé par trois tuniques superposées qui sont de dedans en dehors : la tunique muqueuse, la tunique musculeuse et la tunique séreuse. Il n'y a que dans les cas de rupture que ces trois membranes sont détruites, et dans les cas moyens de contusion, la lésion porte en général sur l'une ou sur l'autre des tuniques.

I

Dans les cas légers, c'est-à-dire lorsque les accidents se sont bornés à une hématémèse, les autopsies excessivement rares ne nous ont pas permis d'élucider certains points obscurs de l'anatomie pathologique. Néanmoins, si nous nous en rapportons à notre observation IV, de Poland, dans laquelle la tunique muqueuse seule est déchirée et où la mort a été causée par des lésions concomitantes, nous pouvons dire que, à coup sûr, les lésions stomacales, causées par un traumatisme, débutent par une érosion plus ou moins étendue de cette membrane. D'ailleurs, puisque le manque d'autopsie ne peut nous fournir des renseignements à cet égard, nous allons recourir aux expériences faites par différents savants, pour éclairer la question. Et tout d'abord, nous pouvons appliquer à la pathologie de l'estomac les conclusions que Nicaise a développées dans sa thèse inaugurale sur les *Lésions de l'intestin dans les hernies* (1). S'appuyant sur les expériences faites sur les animaux, par Jobert et le docteur Labbé, à l'effet d'étudier la résistance plus ou moins grande des tuniques intestinales, Nicaise conclut : Que les membranes paraissent se détruire généralement dans l'ordre suivant :

1° Couche superficielle de la muqueuse ;
2° Fibres circulaires de la musculeuse ;

(1) Thèse 1866.

3° Enveloppe de la couche musculeuse ;
4° Fibres circulaires longitudinales ;
5° Couche fibreuse (celluleuse et chorion muqueux) ;
6° Séreuse.

Déjà, en 1842, Lefèvre, étudiant la perforation spontanée de l'estomac, avait fait des expériences qu'il relate dans les arch. génér. de méd. (*Recherches méd. pour servir à l'histoire des solutions de continuité de l'estomac dites perfor. spontanées*). Arch. gén. méd. 1842 Tom. 14, 3me série) et qui démontrent bien que la lésion débute par la muqueuse : « Pour apprécier, dit-il, la nature des « désordres qui se produisent sur un estomac distendu « outre mesure, j'ai fait un grand nombre d'expériences « sur le cadavre : tantôt en insufflant de l'*air*, tantôt « en introduisant de l'*eau*. Quand un estomac est forte- « ment distendu par de l'air, si l'on presse un peu for- « tement avec le bout des doigts sur sa circonférence, « j'ai dit qu'on déterminerait sans peine un éraille- « ment de sa membrane séreuse, mais si on agit avec « le plat de la main, il faut une force assez considé- « rable pour obtenir le même résultat. Quand on sou- « met un estomac distendu à des pressions longtemps « continuées, on parvient à en opérer la rupture dans « sa partie la moins résistante, c'est-à-dire, ordinaire- « ment vers le grand cul-de-sac. Si on examine ensuite « la membrane muqueuse, on voit qu'elle présente sou- « vent des fissures plus ou moins étendues. Voulant « m'assurer si, par les seuls efforts de l'insufflation, je « parviendrais à rupturer les parois de l'estomac, je me « servis d'un de ces forts soufflets de boucherie, puis, « après avoir lié le duodénum, à son origine, j'introdui-

« sis la tuyère du soufflet dans l'œsophage, par une « ouverture faite à la partie cervicale de ce conduit..... « L'estomac étant ouvert, j'aperçus la muqueuse rom- « pue, fendillée sur plusieurs points. Ayant répété cette « expérience une seconde fois, toutes les tuniques se « rupturèrent dans le même endroit.

« En remplissant l'estomac avec de l'eau, en liant « ses deux ouvertures, j'ai obtenu les mêmes résultats, « mais avec beaucoup moins d'effort de pression. La « membrane muqueuse se gerce, se fendille, puis toutes « les tuniques se rupturent et le liquide s'échappe avec « force ! En dirigeant les efforts de pression de manière « à repousser le liquide vers le grand cul-de-sac, on le « voit se perforer et la solution de continuité est presque « toujours entourée de fissures plus ou moins étendues. « La forme des ouvertures obtenues par de tels procé- « dés est arrondie, tantôt leurs bords sont frangés ; « d'autres fois, ils sont coupés net comme aurait pu le « faire un emporte-pièce ; elles sont souvent disposées « en *infundibulum*. Souvent, aussi, la muqueuse et la « séreuse paraissent avoir éprouvé une perte de subs- « tance plus étendue que les tuniques moyennes : ce « qui tient, sans doute, à leur plus grande force de con- « tractilité. »

Cette disposition en infundibulum, signalée par Lefèvre, est très importante parce qu'elle laisse comprendre combien facilement une pareille lésion peut devenir ulcéreuse.

Nous avons tenu à vérifier les résultats de Lefèvre et nous devons dire qu'en nous servant des mêmes moyens nous avons obtenu les mêmes lésions; limitées à la muqueuse dans les traumatismes de moyenne intensité, déchirant complètement toutes les tuniques dans les traumatismes violents.

Mais ces expériences ne nous ont pas appris autre chose que la friabilité plus grande de la muqueuse et sa tendance à se rupturer alors même que les autres tuniques restaient intactes.

Nous nous sommes proposé ensuite de voir si ces expériences de Lefèvre, produites sur des estomacs, hors de la cavité abdominale, pouvaient être répétées lorsqu'on remplissait l'estomac de la même façon sans le sortir de cette cavité, dont les parois étaient, du reste, laissées intactes.

Voici comment nous avons procédé : Dans une première série d'expériences, nous avons incisé la paroi abdominale, mis l'estomac à nu, lié le duodénum et par le cardia, au moyen d'une incision faite à la portion abdominale de l'œsophage et d'un entonnoir, rempli l'estomac d'eau. Nous avons ensuite lié le cardia, replacé l'estomac qui avait conservé sa position normale puisque l'incision faite à l'œsophage était longitudinale, et, suturant les parois abdominales, nous avons frappé sur la région occupée par l'estomac au moyen d'instruments divers, bâton, billot d'amphithéâtre, tringle de fer. Dans ces conditions, nous n'avons obtenu aucune rupture de la muqueuse.

Nous avons renouvelé ces expériences, en remplaçant l'eau par une bouillie épaisse, sans plus de résultats.

Ces expériences négatives, que nous avons répétées un certain nombre de fois, nous paraissent s'expliquer par l'homogénéité du contenu stomacal. Nous croyons donc que pour obtenir un résultat, on doit forcément opérer sur un mélange de liquides et de gaz, ainsi que nous l'avons déjà dit, la présence des gaz étant tout à fait nécessaire.

Mais il nous reste à nous demander ce qu'auraient produit ces traumatismes sur la muqueuse d'un estomac vivant. Nous croyons, et cette opinion nous a éte suggérée par un de nos maîtres, que le traumatisme pourrait avoir pour effet de produire une *ecchymose de la muqueuse ;* le suc gastrique ferait le reste en agissant sur cette membrane ainsi modifiée et l'ulcère stomacal se trouverait constitué.

Qu'il nous soit permis de remercier, ici, notre camade et ami M. Pourcelot, préparateur au laboratoire d'anatomie pathologique, qui nous a gracieusement prêté son concours pour mener à bien nos expériences.

II

Mais les lésions se bornent-elles à ces érosions de la muqueuse qui ne doivent être que passagères ? Nos observations prouvent que souvent la lésion ne tarde pas à se convertir en ulcère stomacal, et nous ne croyons mieux faire que de rappeler ici l'opinion des auteurs sur cette question.

A la suite du traumatisme, la muqueuse rompue devient une voie toute tracée à l'ulcération, et la paroi stomacale se trouve, en ce point, en défaut contre l'action corrosive des sucs secrétés à l'intérieur de l'organe et entre autres du suc gastrique dont l'influence n'est pas douteuse. Aussi allons-nous citer, à ce propos, ce que dit Luton dans son article « Estomac » *du Dict. de Jaccoud* (1) : « Ici il n'est pas né-« cessaire d'avoir recours aux théories générales de « l'ulcération, ni d'en faire une forme particulière d'in-« flammation ou de gangrène ; car nous sommes en « présence de conditions qui n'existent nulle part ail-« leurs. Le suc gastrique et les substances ingérées « constituent un vice local d'une énergie non douteuse. « Le concours de ces deux causes réunies, surtout lors-« que les ingesta, tels que les sucres et les amylacés, « subissent facilement la fermentation acide, entrave « toute tendance à la cicatrisation de la solution de con-« tinuité acquise, et travaille à en aggraver l'étendue. « L'ulcère est alors formé ; il s'accroit en superficie et « en profondeur ; il dépasse bientôt les limites des pa-« rois de l'estomac, il devient perforant et le mal enva-« hit même quelquefois les organes avec lesquels ces « parois ont contracté des adhérences. C'est une véri-« table digestion qui s'accomplit, suivant les principes « que nous avons admis en physiologie et à propos du « ramollissement gélatiniforme de la muqueuse gas-« trique. L'évolution de l'ulcère n'est pas toujours aussi « fatale ; elle est souvent enrayée par les mêmes motifs « qui protègent habituellement l'estomac contre sa « propre digestion, soit par l'interposition d'un mucus « alcalin, soit par un choix d'aliments qui ne soient « point acescents. »

(1) Loc. cit.

L'ulcère, une fois constitué, présente des caractères ne différant en rien de ceux de l'ulcère simple traumatique. En effet, si nous nous en rapportons à nos observations II et VI suivies d'autopsie, nous voyons l'ulcère présenter les caractères suivants : Dans l'observation II, celle de Potain, l'ulcère était complètement cicatrisé. La cicatrice se composait d'une portion arrondie et d'une autre linéaire, prolongée sur la face postérieure de l'estomac, épaissie, froncée et donnant l'idée d'un tissu inodulaire qui est parvenu au summum de rétraction.

La dissection fit voir : 1° que la membrane muqueuse et la couche sous-jacente étaient complètement détruites et remplacées par un même feuillet de tissu fibreux ; 2° que la presque totalité du plan musculaire avait également disparu. Quelques fibres assez rares passaient sous le fond de l'ulcère ; le plus grand nombre s'arrêtaient à ses bords. Là, elles semblaient s'insérer au bourrelet fibreux dont ses bords étaient entourés.

Cet estomac présentait, en outre, une particularité remarquable que nous ne pouvons passer sous silence : c'est la présence d'un rétrécissement accompagnant l'ulcère et qui convertissait l'organe en un vrai bissac. Ce qui pouvait pendant la vie expliquer l'absence d'hématémèse, en ce que le sang avait plus de difficulté à refluer vers l'œsophage que vers l'intestin.

Dans l'observation VI, de Carrière, les lésions ulcéreuses étaient beaucoup plus profondes. Ici l'ulcère siégeait au niveau de la petite courbure, sur la paroi postérieure, et sur tout le reste de la paroi stomacale la muqueuse était saine. Sa forme était circulaire et de la largeur d'une pièce de 10 centimes. Sur ses bords taillés à pic, venait s'insérer la muqueuse lisse en haut, érodée en bas. Son fond était constitué par le pancréas; aussi toutes les tuniques, muqueuse, musculeuse et séreuse étaient détruites. Néanmoins le péritoine était sain attendu qu'au moment de la perforation stomacale une inflammation adhésive intense avait dû se produire et amener leur adhérence entre le pancréas et l'estomac.

Quant au péritoine, il était resté sain dans ces deux cas, à cause de la non perforation dans le premier, et de l'adhérence dans le second.

On le voit donc, lorsque l'ulcère évolue, la destruction de la paroi stomacale peut être complète ou incomplète, intéresser une ou plusieurs tuniques ou leur totalité. Néanmoins, dans nos observations VIII, IX, X, rapportées par Duplay, il est probable que l'action ulcéreuse n'aura intéressé que la muqueuse et peut-être la musculeuse et que la réparation des lésions se sera faite par l'interposition d'un tissu fibreux, comme nous l'avons vu dans l'observation de Potain.

III

Lorsque le travail, qui a créé l'ulcère, se poursuit au-delà des dernières limites de la résistance des parois, on voit survenir la perforation de l'estomac. Nous en voyons un exemple dans l'observation V, de Poland. Comme les détails manquent sur les caractères de cette perforation, nous sommes obligé de nous en rapporter à ce que disent les auteurs à ce sujet.

Le siége de la perforation est variable ; l'aspect de l'ouverture est en général celui d'un orifice arrondi et comme pratiqué à l'emporte-pièce, et tantôt d'une déchirure plus ou moins régulière ; le premier cas se rapportant surtout à l'ulcère perforant, proprement dit, et le second à une rupture par suite de l'amincissement des parois. L'orifice n'a pas toujours des dimensions très grandes et ce n'est que par des artifices que l'on peut le rendre évident. Dans tous les cas, toutes les tuniques stomacales sont détruites et l'on voit survenir alors deux particularités. Ou bien la solution de continuité se trouve bouchée par suite d'adhérences établies avec un organe voisin, comme dans l'observation de Potain ; ou bien il n'y a pas d'adhérences, et le contenu s'épanche dans l'abdomen, où l'on retrouve des matières analogues à celles contenues dans l'estomac, et les traces d'une péritonite généralisée, comme dans l'observation de Poland, c'est-à-dire des exsudats, une collection purulente ou séreuse et l'inflammation des anses intestinales.

Il ne faut pas cependant que la mort ait suivi de trop près la rupture, car alors on pourrait attribuer la perforation à une dissolution cadavérique. Ce fut même le motif du procès qui s'éleva à l'occasion du malade signalé par Poland, et où l'avocat défenseur soutenait la perforation d'origine cadavérique. Ce ne fut que par la considération des symptômes fournis en dernier lieu par le malade que les doutes se dissipèrent.

Nous terminons ce chapitre en appelant l'attention sur le siége de la lésion, qui paraît affecter, plus spécialement, comme l'ulcère dit spontané, la petite courbure de

l'estomac ; c'est ce que prouvent d'ailleurs les observations de Potain et de Carrière. Pourquoi un coup sur la région épigastrique ira-t-il léser une portion de l'estomac qui devrait par sa position anatomique,être hors de l'atteinte des traumatismes ? Aucune explication bien plausible, à notre avis, n'a été donnée de cette particularité intéressante ; aussi nous contenterons-nous de citer une comparaison faite à ce sujet par le professeur Potain et que nous empruntons à la thèse de M. Derouet :
« Nous avons entendu, dit ce dernier, M. Potain com-
« parer la disposition de l'estomac à celle d'un mano-
« mètre de Bourdon : le tube contourné qui compose
« essentiellement celui-ci tend à se redresser sous l'in-
« fluence de la pression intérieure. Qu'on augmente
« celle-ci et la petite courbure, pliant moins facilement,
« se rompra la première. »

Quoi qu'il en soit, si le mécanisme de la lésion nous échappe, l'observation cadavérique confirme ce point de l'anatomie pathologique de l'ulcère traumatique.

DIAGNOSTIC

Le médecin est appelé auprès d'un malade qui vient de recevoir un choc dans la région épigastrique. Il le trouve pâle, affaissé, haletant, rendant du sang par la bouche. En cette circonstance la première question qu'il aura à se poser est de se demander doù vient le sang. Vient-il du poumon, de l'estomac ou d'autres organes? La première chose consiste donc à faire le diagnostic différentiel entre l'hématémèse et l'hémoptysie.

Les symptômes connus suffisent en général ; mais il s'en faut de beaucoup que le diagnostic soit toujours aussi simple. Dans l'hémoptysie, le sang, en arrivant dans le pharynx, excite parfois des efforts de vomissement, de manière à faire croire que le sang provient de l'estomac lui-même et, ce qui souvent vient encore augmenter l'incertitude, c'est qu'une certaine quantité de sang ayant été avalée a été ensuite rendue noire et altérée, soit par les vomissements, soit par les selles, comme dans une véritable gastrorrhagie. Il peut se faire inversement que, dans le vomissement de sang, quelque parcelle liquide pénétrant dans le larynx, provoque des secousses de toux qui pourraient faire croire à l'hémoptysie.

Dans ces cas, on fixera le diagnostic par une étude attentive des symptômes. Ainsi; dans l'hémoptysie, les malades accusent de la chaleur rétro-sternale, des douleurs dans le dos, de la dyspnée. Dans la plupart des cas il n'y a pas eu vomissement, mais simplement des efforts de toux ; de plus, comme il s'agit de cas traumatiques,on trouverait le plus souvent les signes de fractures de côtes, tandis que,dans l'hématémèse,c'est à l'épigastre que les malades rapportent leur malaise et leur douleur.

L'aspect du sang diffère aussi dans les deux maladies. Dans l'hémoptysie il est rouge,vermeil, rutilant, fluide ; dans l'hématémèse il est moins rouge, souvent il est d'un noir foncé et en grande partie coagulé. On aura aussi égard à la quantité de sang rendue : celle-ci est en général plus considérable dans l'hématémèse que dans l'hémoptysie ; ajoutons enfin que, dans la pneumorrhagie, l'auscultation révèle souvent dans la poitrine des râles et diverses altérations du bruit respiratoire, phénomènes qui manquent dans l'autre à moins de quelque complication thoracique.

Sans s'en tenir aux affirmations du malade sur le siége précis où aura porté le choc, le médecin devra en outre s'assurer qu'il n'y a pas eu de traumatisme pouvant porter sur les cavités d'où le sang pouvait provenir, comme la bouche, le nez, etc.

Du sang exhalé à la surface des muqueuses buccales et pituitaires peut être rejeté par sputation et faire croire au malade, ayant d'ailleurs des vomissements, que le sang est vomi. Il peut aussi être avalé, puis vomi et même rendu par les selles; ce qui ferait croire d'autant plus qu'il provient de l'estomac. Signalons ici un cas assez rare, dont il n'existe que quelques observations et sur lequel il nous suffit d'attirer l'attention ; c'est la fracture de la base du crâne avec hémorrhagies se faisant par la trompe d'Eustache dans le pharynx (Trœlsck).

Ce diagnostic différentiel, assez net dans les cas des salles de médecine, est beaucoup plus difficile en chirurgie après les grands traumatimes. Tel individu, pris dans un éboulement,ayant fait une chute d'un lieu élevé, saisi par un arbre de transmission, etc., peut avoir des lésions multiples, des contusions épigastriques, en même temps que des fractures de côtes ; le sang peut venir à la fois des fosses nasales, des bronches et de l'estomac. On comprend de quelles difficultés est alors entouré le diagnostic qui parait si simple dans les livres de pathologie interne.

Mais, dans tous les cas, l'absence de signes locaux, propres aux hématémèses (absence de vomissements au début), le peu d'abondance du sang, l'examen de la bouche, du pharynx et des fosses nasales, la présence sur ces parties de stries sanglantes et même de caillots noirs et adhérents, un suintement continuel, enfin les symptômes cérébraux dans le cas de fracture de la base du crâne, seront d'un grand secours pour éclairer le diagnostic.

Nous venons de supposer que l'on est appelé auprès du malade peu de temps après l'accident et nous avons tenu compte dans notre diagnostic des caractères du sang rejeté par le malade. Il arrivera souvent que le médecin ne verra pas le sang rendu par le malade, que ce dernier ne pourra que difficilement le renseigner sur les symptômes concomitants. De sorte que le symptôme hémorrhagie aura perdu une grande partie de sa valeur puisqu'il restera un doute, à savoir s'il est en présence d'une hématémèse ou d'une hémoptysie. Il peut se faire de plus que d'autres symptômes masquent les symptômes gastriques ; c'est ce qui aurait lieu dans le cas où des accidents primitifs légers seraient consécutivement suivis de péritonite. Cependant, dans ce cas, l'absence de lésions thoraciques, le commémoratif hémorrhagie, la présence non douteuse de symptômes de péritonite, attireront forcément l'attention du côté de l'abdomen. Et s'il est prouvé que l'intolérance gastrique ait précédé la péritonite, on devra songer à une péritonite ayant pour point de départ une lésion stomacale. Seulement, dans ce cas, les symptômes de péritonite dominent la scène et c'est contre eux surtout que le traitement sera dirigé.

Il arrive en effet quelquefois, comme nous l'avons dit dans la symptomatologie, que la péritonite met quelque temps à se déclarer. Le malade, pendant quelques jours ne présentera que des symptômes bénins. Puis, sans qu'aucune cause puisse en donner une explication satisfaisante, il sera pris tout à coup de frissons, de fièvre, de douleurs abdominales excessivement vives, de vomissements verdâtres ; son ventre sera tendu, ballonné ; enfin, sa figure, profondément altérée, présentera le caractère hippocratique. Dès lors, il n'y aura plus d'hésitations, le médecin se trouvera en face d'une péritonite, qui, pour être survenue tardivement, n'en donnera pas moins de gravité au pronostic.

PRONOSTIC

Il est aisé de voir qu'au début le pronostic est difficile à établir et qu'il faut attendre l'évolution des accidents pour se prononcer. En effet, dans les observations que nous avons pu recueillir, l'hématémèse qui suit le choc n'entraîne pas par elle-même la mort immédiate et se différencie facilement, dans ce cas, des hématémèses par suite de rupture des grosses artères de l'estomac succédant soit à une plaie profonde, soit à une rupture de l'organe. Il pourrait se faire que, chez un individu primitivement atteint d'ulcère où de cancer, un traumatisme détermine une hémorrhagie. Ce sont là des cas pathologiques dont nous n'avons pas trouvé d'exemples. La contusion stomacale ne ferait que rendre, dans ce cas, plus rapidement grave le pronostic de l'affection antécédente.

I

Lorsque le traumatisme arrive chez un individu sain, si au bout de quelques jours les symptômes du début s'atténuent et si la première semaine a été exempte d'accident graves, nous pourrons dire que nous sommes en présence soit de la forme légère, soit de celle qui aboutit à un ulcère simple de l'estomac. Il nous reste alors à pronostiquer laquelle des deux formes constitue le cas actuel.

Si le malade digère facilement, si les vomissements ne reparaissent pas, même en donnant un régime constitué par des aliments plus difficiles à digérer que le lait; si, d'autre part, comme nous venons de le dire, aucun symptôme péritonéal ne s'est manifesté, nous penserons à la forme légère, le pronostic sera bénin et la guérison à courte échéance. Car l'érosion stomacale qui aura donné lieu à ces accidents marchera rapidement vers la cicatrisation.

Si les vomissements persistent avec l'intolérance stomacale pour les aliments ; si le malade se plaint de douleurs vives dans la région épigastrique avec retentissement dorsal, s'il maigrit, pâlit et prend la teinte chloroanémique propre aux affections ulcéreuses de l'estomac, le tout, d'ailleurs, sans fièvre et sans symptômes péritonéaux, le pronostic s'aggravera ; car, l'on devra s'attendre à avoir à suivre l'évolution toujours longue et souvent dangereuse d'un ulcère simple de l'estomac d'origine traumatique.

II

Si dans les heures qui suivent le traumatisme, on voit se manifester des symptômes péritonéaux, frisson, fièvre, ballonnement du ventre, vomissements porracés, douleur abdominale extrêmement vive, facies grippé, on songera immédiatement soit à une rupture de l'organe, soit à une péritonite traumatique. Dans ce cas, le pronostic sera défavorable à très bref délai et l'on ne pourra se faire illusion sur la terminaison et la marche des accidents.

III

Les premiers jours apportent une amélioration notable et les symptômes, vomissements, intolérance de l'estomac s'amendent peu à peu ; on croit le malade proche de sa guérison, lorsque tout-à-coup, surviennent comme un coup de foudre, des symptômes péritonéaux d'une violence parfois extraordinaire. Dans ce cas, le médecin songera immédiatement à une perforation stomacale, occasionnée comme nous l'avons dit, soit par le détachement d'une eschare comprenant toute l'épaisseur de la paroi stomacale, soit par l'extension de l'ulcère, et ayant permis l'épanchement dans la cavité péritonéale du contenu de l'estomac. Dans ces cas, la mort est la conséquence forcée de ces lésions ; le pronostic sera donc fatal. Néanmoins, de ce dernier point on peut tirer la conclusion suivante : c'est que, quelle que soit la légèreté des accidents de prime abord, il est impossible de préciser le diagnostic avant quelques jours d'attente, et que le traitement devra toujours être dirigé comme s'il s'agissait de la lésion la plus grave.

Toutefois, lorsque, sans en arriver à cette terminaison fatale, la lésion se maintient à une ulcération, certaines influences, comme le sexe et la débilité primitive doivent assombrir le pronostic. L'influence du sexe n'est pas douteuse, car dans nos observations, nous avons vu les femmes plus profondément affectées que les hommes par le traumatisme.

Quant à la débilité des malades, il est presque inutile d'y insister ; il est tout naturel en effet de penser qu'un estomac déjà malade présentera un terrain d'autant plus propice à l'évolution de la maladie, qu'il sera lui-même déjà plus atteint primitivement et que le traumatisme jouera ici le rôle d'une simple cause adjuvante en déterminant peut-être l'exaspération de symptômes jusque là peu marqués.

CHAPITRE TROISIÈME

TRAITEMENT

D'après les différents cas que nous avons étudiés dans notre symptomatologie, on peut voir que le traitement présente nettement trois indications et qu'il faut diriger les moyens thérapeutiques :

1° Contre l'hémorrhagie ;

2° Contre l'ulcération consécutive possible ;

3° Contre l'ulcère une fois établi.

1° *Contre l'hémorrhagie.* — L'hémorrhagie s'étant faite et le malade vomissant, la première indication est de tâcher de modérer et de suspendre l'exhalation sanguine. Dans ce but, on emploiera un traitement rapide, énergique, qui devra être, à la fois, local et général.

Localement, il faudra faire sur l'épigastre des applications réfrigérantes telles que cataplasmes froids, vessie remplie de glace pilée ; on mettra, en outre, en permanence sur les membres, des révulsifs, notamment de larges sinapismes et des ventouses sèches.

A l'*intérieur*, on prescrira des boissons froides ou très légèrement acidulées, telles que l'eau de groseille ou de citron glacée. Ces diverses boissons seront prises en petite quantité, par cuillerée seulement et à environ dix minutes de distance. Si, malgré ces soins, l'hémorrhagie continue, il faudra recourir aux astringents : limonade sulfurique, extrait de ratanhia, cachou, tannin, décoction d'écorce de grenade, l'ergot et l'ergotine, les diverses eaux hémostatiques, une solution albumineuse et, mieux encore, une potion gommeuse contenant un à trois grammes de perchlorure de fer, ou celui-ci, donné à la dose de deux à trois gouttes dans un verre d'eau.

C'est à Trousseau qu'est due la vulgarisation de ce dernier moyen qui est souverain. D'après lui, le perchlorure de fer peut rendre les plus grands services, surtout lorsqu'il peut arriver au contact des parties malades ; il ajoute alors une action astringente à l'action tonique reconstituante qui lui est commune avec tous les ferrugineux. Aussi, son emploi est-il de première nécessité dans les hémorrhagies du tube digestif. Avant Trousseau, nombre de médecins avaient de la répugnance à employer ce médicament à l'intérieur et ne voulaient l'utiliser que pour l'usage externe ; mais la publication de l'observation que nous avons rapportée en désarma beaucoup qui revinrent de leur prévention contre un médicament aussi utile.

Les malades devront, en outre, garder une position horizontale et l'immobilité la plus absolue. A ces divers moyens nous joindrons le sous-nitrate de bismuth, qui est surtout utile quand il s'agit de la rupture de petits vaisseaux, déterminant des hémorrhagies en nappe.

Il est presque inutile de dire que les malades seront tenus à une diète rigoureuse, non-seulement pendant la durée de l'hémorrhagie, mais plusieurs jours encore après la cessation de l'exhalation sanguine.

Si ces moyens, toutefois, échouent, on conseillera la ligature des membres qui, en diminuant la quantité du sang en circulation, arrête facilement les pertes sanguines de quelque nature qu'elles soient. On pourra aussi se servir de la ventouse Junod en veillant toutefois aux syncopes qui peuvent suivre son application.

2° *Contre l'ulcération consécutive possible.* — L'hémorrhagie arrêtée, il est nécessaire d'instituer un traitement préventif en rapport avec les suites possibles de l'hématémèse, c'est-à-dire éviter la production de l'ulcère consécutif. Pour cela, la première indication sera d'immobiliser l'estomac, soit au moyen d'un bandage de corps médiocrement serré, soit au moyen d'une couche épaisse de collodion. Dès lors, l'organe ainsi maintenu n'aura aucune tendance à se déplacer et à gêner une cicatrisation en train de s'effectuer. La seconde indication a trait au régime alimentaire qui, bien dirigé, est l'indispensable moyen d'action pour éviter la complication ulcéreuse. En effet, après une abstinence qui durera encore quelques jours après l'hématémèse, on évitera autant que possible de donner au malade des aliments solides et on commencera par des bouillons émollients, du lait et plus tard du bouillon ordinaire. Il convient de prendre ces boissons froides et en petite quantité à la fois. On reviendra très lentement aux aliments ordinaires en commençant par ceux dont la digestion est le plus facile et qui, sous un petit volume, contiennent beaucoup de principes nutritifs. Eviter les aliments amylacés ou sucrés qui donnent rapidement lieu au développement d'acides qui peuvent faciliter la production de l'ulcère. Les aliments solides sont très nuisibles dans cette période et nous avons vu dans notre observation VIII à la suite de l'ingestion d'une tasse de chocolat, des accidents considérés comme guéris, reparaître avec leur intensité primitive. Il est probable qu'ici la plaie de la muqueuse stomacale, presque cicatrisée, au contact de l'aliment se sera de nouveau ouverte en ramenant les hématémèses et tous les symptômes qui primitivement accompagnaient celles-ci. En résumé donc, immobilisation de l'estomac et choix dans l'alimentation, tels sont les moyens préventifs dans le cas que nous étudions.

3° Contre l'ulcère une fois établi. — Lorsque la lésion d'origine traumatique a dégénéré en ulcère, le traitement ne diffère en aucune manière de celui qui s'emploie contre l'ulcère chronique simple de l'estomac. Et, tout d'abord, la première indication est d'éviter les aliments solides qui peuvent amener une perforation stomacale, ainsi que nous en offre un exemple l'observation de Poland, que nous avons citée plus haut (Ob. V). Aussi les remplacera-t-on par la diète lactée associée à l'eau de Vichy, qui a réussi dans tous les faits que nous avons rappelés (l'eau de Vichy pourrait également être remplacée par l'eau de chaux). Dans ces cas l'eau de Vichy est utile, en ce que le bi-carbonate de soude qu'elle contient, neutralise l'action des acides de l'estomac et, entre autres, du suc gastrique. Le lait est pris chaud ou froid, frais ou bouilli, suivant qu'il est plus ou moins bien digéré dans cet état, Si, comme cela arrive quelquefois, les malades ne peuvent en supporter l'ingestion, il faudra alors le remplacer par des panades et des boissons mucilagineuses.

On peut aussi, à l'exemple de Trousseau, faire prendre, au moins une heure avant le repas, un paquet de 2 ou 3 grammes de bismuth, délayé dans un liquide mucilagineux, afin de bien s'étendre sur la surface de l'estomac. Ce médicament agit ici en empêchant le contact direct des aliments avec l'ulcère. Trousseau préconise encore l'azotate d'argent en pilules de 1 centigramme. Il en fait prendre trois ou quatre dans la journée, au moins une heure avant le manger et cela pendant quatre ou cinq jours, puis il revient au bismuth en alternant la série pendant trois ou quatre mois de suite.

Si les douleurs sont très vives il faut chercher à les calmer par l'usage de l'opium sous toutes les formes. Trousseau recommande de l'administrer au moment du repas tandis que d'après Grisolles, absorbé après comme avant, il n'entrave en rien le travail de la digestion. L'opium, non-seulement calme les douleurs vives, mais neutralise les mouvements de l'estomac et favorise la formation d'adhérences circonscrites, qui, dans les cas de rupture, pourrait amener une fistule et empêcher l'épanchement péritonéal.

Le traitement de l'ulcère simple est éminemment chronique et il faut une grande patience pour arriver à guérir cette affection en s'efforçant d'en éviter le retour. Parfois, la guérison étant complète, on voit l'estomac rester inactif et ne pas recouvrer sa tonicité. C'est dans ces conditions que les préparations ferrugineuses, le quinquina, une nourriture légèrement stimulante, sont indiquées. Mais il faudra ici agir avec beaucoup de prudence et surveiller attentivement leur administration jusqu'à ce que l'estomac les supportant facilement, on puisse les prescrire avec plus de confiance.

Tel est, en quelques lignes, le traitement de l'ulcère d'origine traumatique. Il nous a semblé inutile d'insister sur tous les détails de ce traitement, attendu que l'on en trouve une description détaillée dans tous les recueils et mémoires qui traitent de ce sujet.

Le point important, néanmoins, est de songer aux accidents terribles qui peuvent survenir à la suite de l'ingestion des aliments solides, c'est-à-dire à la perforation stomacale.

En face de cette complication redoutable, la thérapeutique est presque désarmée et son rôle se borne souvent et malheureusement à donner quelques palliatifs, sans pouvoir espérer arrêter les progrès des accidents suraigus qui suivent l'épanchement du contenu de l'estomac dans la cavité péritonéale. La mort en effet arrive parfois avec une rapidité telle qu'elle ne donne pas le temps d'agir. Toutefois, dès que les symptômes de péritonite se seront déclarés, il faudra institüer le traitement de cette affection, et par l'emploi continu de la glace sur l'abdomen, l'application de sangsues et les larges onctions mercurielles sur cette région, s'efforcer d'enrayer la marche de l'affection. Ajoutons à ces différents moyens l'emploi de l'opium à haute dose et, si le médecin n'a pas obtenu la satisfaction d'une guérison, il aura au moins la conscience d'avoir épuisé, contre une maladie redoutable, toutes les armes que la sience lui fournissait.

CONCLUSIONS

1° Le traumatisme au niveau de l'épigastre, sans intéresser les téguments, peut amener des lésions de la paroi stomacale. Ces lésions sont souvent limitées à la muqueuse.

2° L'évolution consécutive peut amener, soit la cicatrisation rapide, soit un ulcère simple.

3° L'ulcère simple d'origine traumatique paraît se terminer plus favorablement que l'ulcère simple spontané, ce qui nous paraît résulter du bon état antérieur de la muqueuse.

4° Le traitement qui, d'après les cas que nous avons pu observer, a donné de bons résultats, est le régime lacté, combiné à l'opium et aux eaux alcalines.

TABLE DES MATIÈRES

Lyon — Imp. DUC et DEMAISON, grande rue de la Guillotière, 101.

www.ingramcontent.com/pod-product-compliance
Ingram Content Group UK Ltd.
Pitfield, Milton Keynes, MK11 3LW, UK
UKHW020934180726
13838UKWH00002B/935